气血养生

从根塑身

吴大真 陶馨雅 编著

浙江科学技术出版社

图书在版编目（CIP）数据

气血养生　从根塑身／吴大真，陶馨雅编著. —杭州：
浙江科学技术出版社，2018. 11
ISBN 978-7-5341-8329-4

Ⅰ. ①气… Ⅱ. ①吴… ②陶… Ⅲ. ①补气（中医）—养生
（中医）②补血—养生（中医）③形体—健身运动 Ⅳ. ①R212
②G831. 3

中国版本图书馆 CIP 数据核字（2018）第 183757 号

书　　名：**气血养生　从根塑身**
编　　著：吴大真　陶馨雅

出　　版：**浙江科学技术出版社**
网　　址：www.zkpress.com
地　　址：杭州市体育场路 347 号
联系电话：0571-85176593
印　　刷：万卷书坊印刷（天津）有限公司

开　本：787mm×1092mm　1/16		印　张：17	
字　数：340 000		印　数：5 000	
版　次：2018 年 11 月第 1 版		印　次：2018 年 12 月第 1 次印刷	
书　号：ISBN 978-7-5341-8329-4		定　价：69. 00 元	

责任编辑：胡　水　责任校对：张　宁　责任美编：金　晖　责任印务：叶文炀

前 言

塑身是对形体的塑造，体现出来的不仅仅是苗条的美，更是健康的美。在现代生活中，塑身是一种具有时尚元素的生活概念，它不仅是对外形美的追求，更是对身体健康的追求。它代表了一种生活态度，那就是积极塑造健康的自我。

市场上的塑身方法有很多，包括减肥、手术、运动、节食、穿塑身内衣等，只要能想到的办法，想塑身的人都愿意尝试，然而行动上的塑身不是脱离人的心理存在的，有的人起初几个月甚至半年都能很好地坚持，但是不久就放松要求，体形、体重就会发生变化。如此反复几回，不少人就会失去塑身的信心与意愿。

从中医的角度看，想要塑身的人不能坚持下去，以致不能获得理想的塑身效果，是因为没有选对方法。而减肥、手术、运动、节食、穿塑身内衣等，都是治标不治本，不能从根本上解决塑身的问题。

那么，什么才是科学塑身的方法呢？

答案是调养气血。

中医学认为，肥胖的根本原因是阴阳平衡失调，这直接影响人体体液的酸碱度及体内酶的存活度。中医能够由内而外地调整人体，从调节内分泌入手，对肝、脾、肾、心、肺及三焦等进行调节，通过气、血、津液的作用达成机体的统一，从而达到瘦身的目的。塑身首先是瘦身，而后才是健康的美。中医通过调养气血实现瘦身，加上调节饮食、合理运动，则能达到塑身的目的。气血与健康的关系十分密切。特别对于女性而言，气血不足往往会引发很多妇科疾病。碰到这样的情况，塑身会变得更加复杂。仅用单一的运动塑身，大多数情况下不能起到良好的作用。从这个角度讲，气血调养才是塑身的根本所在。气血养好了，体形自然纤美，身体自然健康，而且这种透着健康的美是从内而外散发出来的。

调养气血是一个系统工程，涉及饮食、运动、生活习惯等方方面面。对于那些气血失调情况比较严重的人，还可以利用自身所带的"特效药"进行对症调理，效果立竿见影，比如按摩或针灸神阙、三阴交等穴位。这些技巧，本书也重点做了介绍。

中医讲究辨证施治，调养气血同样因人而异。虽然总的原则不变，但是具体到某些特殊情况，还是要个别对待的。比如，同样是气虚血虚，不同体质的人，就得用不同的方法调理。个中关键，相信读者看后会有深刻感悟。

对于女性朋友来说，有时还会碰到妇科病的困扰，此时对塑身会提出更高的要求。怎么办？不用急，妇科病大多数是气血不调惹的祸。调理好气血，从根塑身，妇科病也会迎刃而解，一举多得。

本书在普及气血养生理念的同时，更注重方法。无论饮食、运动，还是生活习惯、针灸、按摩，本书都从实用性出发，介绍了大量气血调养技巧，操作性强，一用就灵，希望能帮助每一位读者建立气血养生从根塑身的理念与习惯。

编者

2018年10月

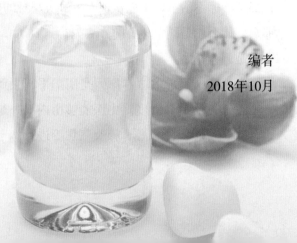

目　录

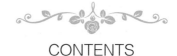

CONTENTS

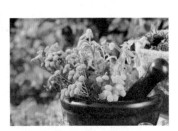

第六章　不同体质怎么补气通血 / 091

第七章　先瘦身，再塑身 / 107

第八章　塑身，各个击破 / 123

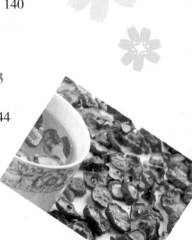

第九章　补气血，神奇艾灸知多少 / 143

第十章　护气血，身体处处有妙药 / 163

第十一章　强气血，运动也要用对招 / 189

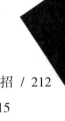

 第十二章　女性调理，神奇穴位一用就灵 / 219

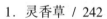
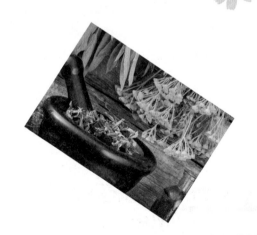

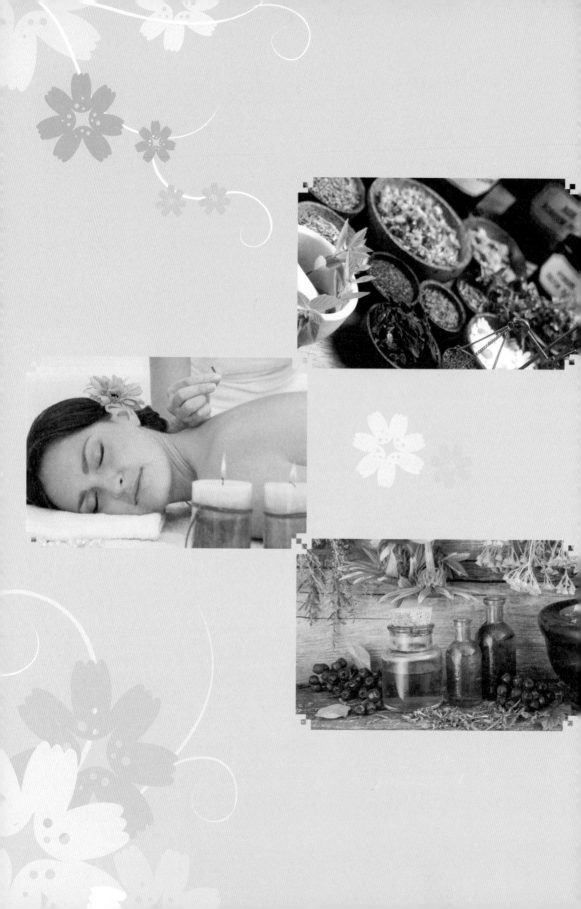

第一章

塑身，一种生活态度

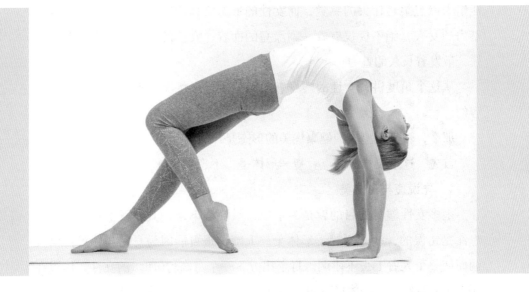

　　女性对美的追求由来已久，然而有些女性对美的追求往往有失偏颇，过多地注重服饰、容貌、形体等外在美，殊不知，健康美才是真正的美。这就导致了一个误区：塑身只追求形体美，而忽略了健康美。

第一节
塑身形体美与健康美

从人体美学的角度来说，女性因其生理和心理特性所具有的母性美，能给人以温柔、伟大的感觉；而女性的形态又是优雅的。所以，一个极具魅力的女人，绝不仅仅有着一副漂亮的面容，女性的健康美才像一棵常青树，散发着长久的魅力。

从这个角度讲，女性的塑身魅力，是以健康优美的形态展现为主要内容的。

那么，塑身所追求的健康优美的形态是什么样子呢？

首先，这里要指出两点：瘦≠形体美；不超重≠健康美。

1. 先说瘦与形体美

很多女性塑身的目的就是为了瘦，只要瘦下来，其他就不管了。这种想法是错误的，瘦并不等于形体美。人瘦，很可能因为身高与体重比例失调而使整个人看上去不协调。打个比方，一个身高170厘米的女性，体重在60千克的时候，可能体形更协调，比她在55千克的时候更好看。

2. 再说不超重与健康美

每个塑身的女性朋友都有这样的经历，每次称体重，都可能为自己还没有超重而沾沾自喜。其实，体重和体形意义并不相同。两位女子，即使身高、体重完全一样，体形却可能完全不同。一位看起来松垮而臃肿，而另一位看起来苗条而紧致。原因无他，体内成分不一样而已。

这就牵涉到第三个问题了，即气血对于健康优美的形态的重要性。

塑身追求的形体美，不是表面上的体重，不是称重计上的一个简单数字，而是优美的形体，健康的形态，以及内在充盈的气血。

从气血的角度讲，健康地塑身带来的是体内成分含量的变化，也就是身体当中脂肪、肌肉、骨骼等组织所占比例的变化。脂肪与肌肉，都不可或缺，但分量的不一样，带来的结果差异很大。同样体重，脂肪如果多一些，体型看起来就臃肿一些，如果肌肉多一些，则体形会好看很多。

女性随着年龄的增长，肌肉比例会越来越低，脂肪比例却越来越高，这是正常的生理现象。30岁以前的女性为什么看起来最美？就因为体内脂肪所占比例最低，大概是17%～25%。过了30岁，体内脂肪所占比例会稍微升高，而40岁以上则可能超过30%。

科学研究表明，体内成分良性变化带来的不仅仅是形体美，更是健康美。我们身体当中，代谢旺盛的组织，真正对生命活力有用的东西，是气血。人体是一部精密的机器，哪里气血充足，哪里就特别美。

研究发现，女性的臀部和腰部气血较其他部位充盈。女性充实而又富有弹性的臀部，纤细而又柔美的腰部，不但是美的体现，更是健康的体现。这是因为臀部肌肉饱满表示母亲营养良好，臀部的脂肪储备能在产后食物不足的情况下为婴儿提供乳汁所需的能量；腰线流畅则表明女性的内

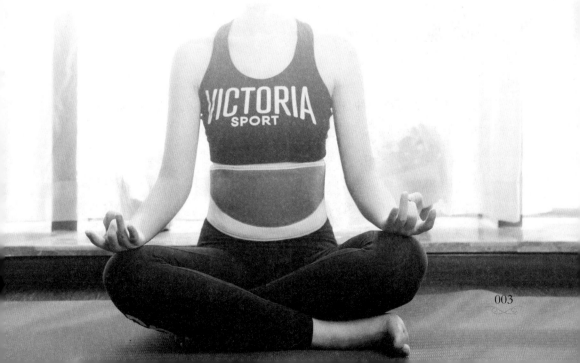

脏脂肪少，身体有活力。所以，我们讲塑身，而不提减肥，意义就在于此。

不过，女性朋友要注意，塑身虽然不同于减肥，但是必须在减肥的基础上进行。不能简单说，我以后要塑身，所以就不减肥了。没有这个说法，减肥是一定要进行的。因为肥胖不仅影响形体美，还会引起多种并发症，加速衰老和死亡，从而影响身体健康。肥胖可以导致高血压、糖尿病、心脏病、胆囊炎、关节炎等一系列疾病，直接影响人体的健康。对女性而言，肥胖还会引起一些妇科疾病，如多囊卵巢综合征，主要表现为月经紊乱或闭经、多毛、痤疮及雄性激素水平增高。

现代医学研究发现，腰臀围度比值比其他指标都重要。比如单独的腰围，腰围越大，则内脏脂肪沉积越多，身体衰老程度越高，患心脑血管等各种慢性病的风险也会明显增加。

因此，减肥也好，塑身也罢，不仅仅是为了追求美丽，更是为了身体的健康。

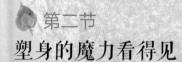

第二节
塑身的魔力看得见

塑身追求的美是一种自然健康的形体美，形体美来源于气血养生，从根塑身，这是青春常驻、健美持久的重要因素。

女性塑身，目标当然是美。这个美具体有哪些体现呢？一般来说，离不开如下几个特征：紧致有弹性的乳房、纤细的腰围、结实的臀部以及修长的大腿等，这是体现女性特有的曲线的重要部分。从现代审美观点来看，可以从以下五个方面来衡量女性的健与美。

1. 整体形体美

整体观望无虚胖或过分瘦弱的感觉，重心平衡，比例协调；骨骼发育正常，身体各部分协调匀称；肌肤柔滑而富有弹性，体态丰满而不觉得松垮而臃肿。

2. 五官美

眼睛炯炯有神，五官端正，并与脸型协调配合。

3. 胸部形体美

双肩对称，圆浑健壮，无缩脖或垂肩之感；脊柱背视直线，侧视具有正常体型曲线，肩胛骨无翼状隆起和上翻的感觉；胸廓宽厚，胸肌圆隆、丰满而不下垂；双臂骨肉均衡，玉手柔软，十指纤长；肤色红润晶莹，充满健康的色彩。

4. 腰部形体美

腰部纤细，腹部扁平不隆起，标准的腰围应比胸围约细1/3；臀部结实上翘，不下坠。

5. 腿部形体美

下肢修长，两腿并拢时合紧，正视和侧视均无屈曲感。

气血养生，从根塑身，其目的就是为了帮助女性朋友实现以上5个方面的目标。但仅仅是这些吗？远远不是的。塑身的魔力也在一定程度上提升了身体的气血水平。

塑身不但能够改善生理和心理上的压力，还能够增强精神能力，消除负面情绪，保持愉悦的心情。

其次，气血养生，从根塑身，能够刺激身体的自愈能力和恢复人体本身的自觉性，从而改变人们亚健康的状态，还能够给内脏、神经、头脑及荷尔蒙腺体适当的刺激，达到强化腹腔内脏器官的作用，同时能够将身体中不安定的因素去除，从而增加人体内的生命能量。

塑身的魔力，是实实在在可以看见的。这个魔力带来的好处可以归纳为如下几个：

好处一：年轻的形体，年轻的心态。

塑身通过对女性身体的重新塑造，可以提升身体活力，保持一个年轻的心态。在当今这个竞争的社会，不规律的生活，高压力的工作，使得很多女性朋友身体越来越胖，当年的潇洒与美丽一去不复返。所以，你应该把塑身当做一种生活的态度，提升身体气血水平，只有这样才能为家庭，为你自己创造更大的价值。也只有这样，你才能够健康年轻。

好处二：不容易患慢性疾病。

很多肥胖的人都患有一些慢性病，比如高血压、高血脂，甚至脑血栓等等。而气血养生，从根塑身，能从根本上改善身体气血水平，提升身体免疫力，从最大程度上抵御慢性病的伤害。

好处三：行动敏捷，精力充沛。

肥胖的人行动比较笨拙，容易疲劳。这样的人精神往往很差，脸色很白，但不是那种健康的白。而通过气血养生完成塑身的女性则由于气血充沛，神经反应和机体协调能力都得到极大提升，故行动敏捷，不容易疲劳。

好处四：延长寿命。

什么样的人更长寿？科学家对百岁老人的研究发现，长寿的人有着很多相同的特征。他们性格外向开朗，每天跑步，保持体重，坚持科学塑身的理念。这里的科学塑身当然立足于气血养生。科学研究证明，人体的衰老其实是由气血衰败引起的，而气血养生的塑身方法，延缓了气血衰败的过程，自然就延长了寿命。

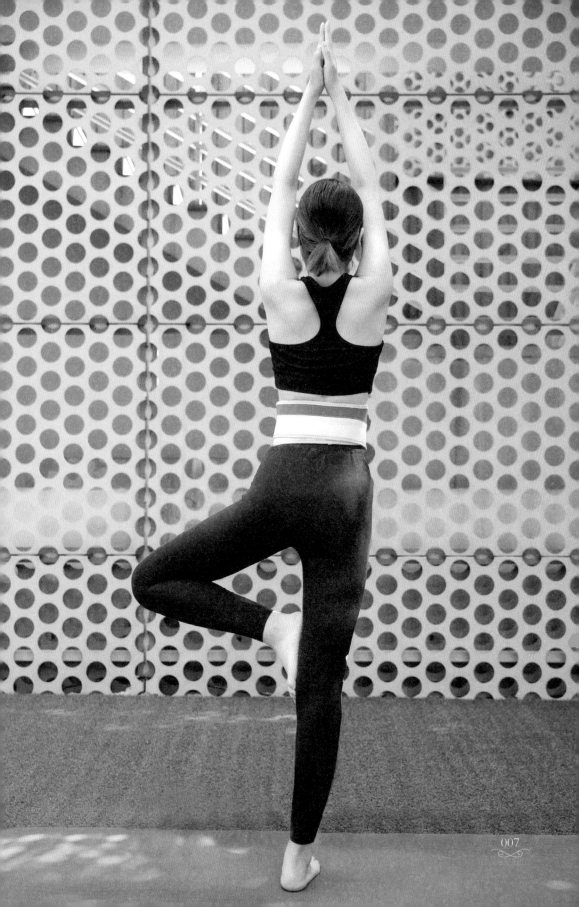

第三节
气血塑身是最健康的中医塑身法

中医塑身之所以越来越被广大女性朋友接受，是因为通过它你可以拥有健康自然的美，只有这种美才是长久的美，才是经得起考验的美，才是真正意义上的美。下面就为大家介绍一下，这种塑身方法是如何让女性朋友变美丽的。

1. 平和情志

中医学认为，情志是否平和，对皮肤是否健美有直接的影响。情志活动正常，则气血调达、面色红润。若情志过激就会损伤脏腑阴阳气血，致脏腑阴阳气血失调，从而发生痤疮、黄褐斑、扁平疣、皱纹等与脏腑相关的面部疾病，最终影响皮肤的健美。

《素问·阴阳应象大论》说："怒伤肝，喜伤心，思伤脾，悲伤肺，恐伤肾。"因此，中医主张情志和畅，即保持乐观的、稳定的情绪，以维护人体皮肤的健美。

2. 顺应四时

顺应四时，即根据春、夏、秋、冬的自然法则，完成生、长、壮、老的全过程，这是中医学特有的一面。中医学认为，人是天地的产物，每个人的健康与疾病及人体容貌的维护与增进，都与一年四季气候变化休戚相关。春温、夏热、秋凉、冬寒，构建了一切生物的春生、夏长、秋收、冬藏，这是一个自然的规律。因此，我们养生、美容要做到"春夏养阳，秋冬养阴"。

"春夏养阳"是因为春、夏两季阳气充沛，万物生机蓬勃，人体新陈代谢相对旺盛，所以应防止阳气发泄太过而影响人体生发之气；"秋冬养阴"是因为秋冬阳气藏伏，阴气转盛，人体新陈代谢相对减缓，所以应注意保养体内阴气，以防止阴精耗损。

3. 活动肢体

生命在于运动，古今中外人所共识。中国古代名医华佗指出："人体欲得劳动，但不得使极耳；动摇则谷气得消，血脉流通，病不得生。"因此，中医不仅倡导适当地活动肢体，而且提供了多种灵活的锻炼方法。

老年人、中青年女性，可以进行气功、太极拳、散步等运动量较小的锻炼；如果是青少年，可采取跳绳、体操、舞蹈等轻松活泼的运动形式。总之，适当方式、适量强度的体育活动，可使经脉顺畅、精气流通、气机和畅、饮食易化、二便通利，从而促进机体生化功能旺盛，最终有益于维护和增进身心健康和肢体容貌的健美。

4. 防寒避暑

在自然界中有风、寒、暑、湿、燥、火六气，在正常情况下，这六气不会危害人体；但当气候异常或人体抵抗力下降时，这六气就成了致病的因素。

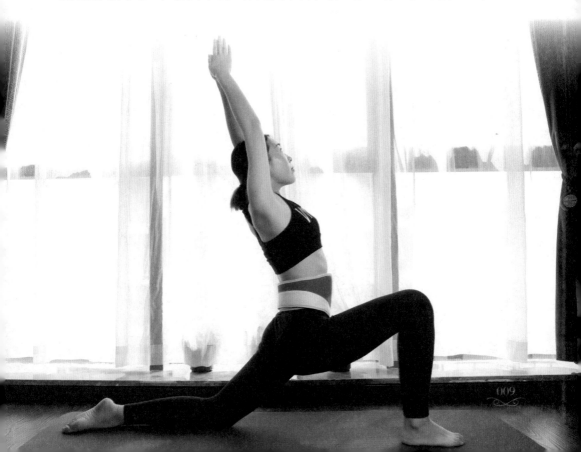

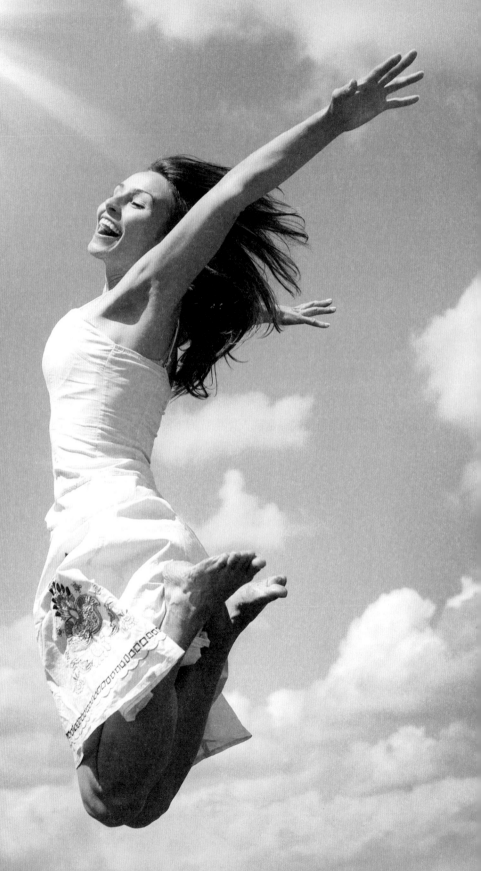

对于气血而言，寒、暑即是六气中危害最严重的两个属性，因为二者的阴阳盛衰征象非常明显。人的颜面、须发、皮肤等部位均暴露于外，如果长期活动在邪气之下，这些暴露的部位就很容易受侵袭，进而影响身体的健康。

5. 劳逸适度

劳逸适度也是中医美容的一个重要方面。对每个人来说，过度劳累会损害人体健康，过度安逸则会导致人体的抗病能力下降。因此，要保持劳逸均衡、适度。

适度的体育锻炼能有助于气血流通，增强体质；必要的休息可以消除疲劳，恢复体力和脑力。只有劳逸均衡、适度，才能达到强身、塑身和健美的目的。

6. 动静有衡

动静有衡就是按照季节的变化和晨、昏、昼、夜有规律地起居作息。如在春季应早睡晚起，散步或做体操，情志要豁达，使机体处于生机盎然的状态；在夏季应晚睡早起，清晨适当运动，保持精神焕发的状态，使机体的阳气调和宣达；在秋季应早睡早起，从事强度不是很大的劳动和锻炼，保持心情宁静，使机体处于动静相持的状态；在冬季应早睡晚起，回避严寒侵袭，风和气爽时应进行户外锻炼，风雨冰雪时可在室内锻炼。

这就是中医提倡的"动静有衡"，我们起居休息要有规律，该工作时就工作，充分发挥动的作用；该睡眠休息时就休息，发挥静的作用，只有动静有衡，精神才能焕发，气血才能维护，才能达到塑身健美的目的。

7. 合理饮食

饮食合理非常有助于保健皮肤，如吃蛋白质含量高的食物可以祛除脸上的皱纹；吃胶原蛋白丰富的食物能使皮肤白嫩丰满；吃富含维生素E的食物可抑制衰老……这些都充分说明了合理饮食的重要性。

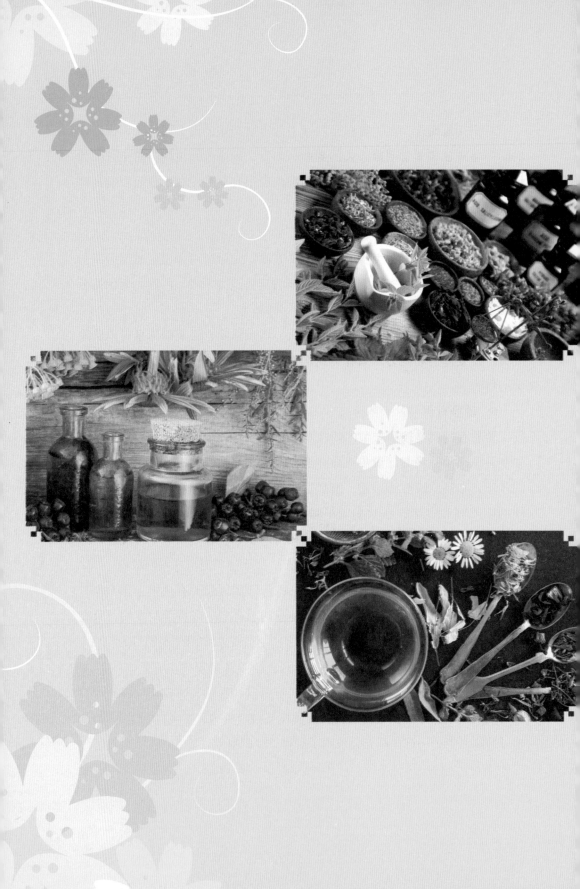

第二章

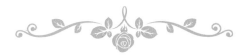

气血，女人绽放魅力的
生命之源

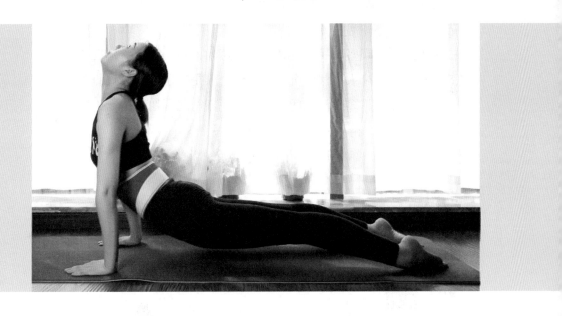

　　气血是人的能量源泉，更是女性绽放魅力的生命之源。离开气血，别说塑身了，连基本健康都得不到保障。为什么这么说呢？有些女性可能有过这样的经历：尽管尝试过无数的塑身美容方法，但是都达不到预期的效果，原因在哪里？其实就在于气血。把握不住气血这个关键，塑身很困难，尝试越多，反而效果越不好。把握住了气血这一点，塑身就会事半功倍，生命也会魅力无限。

第一节

气血是人的"能量之源"

气血是什么？传统中医专家对这个问题进行了无数次思索。

先来说气。

一个人生命力旺盛，我们就说他朝气蓬勃；相反，一个人衰弱，没有精神，我们会说这个人死气沉沉。判断一个人是生还是死，我们会看他是否还有气息。还有许多生活中的词汇，无一不与气密切相关。比如，忍气吞声，人活一口气，精气内敛，一气尚存……

这一切的一切，都离不开那个神秘的气字。

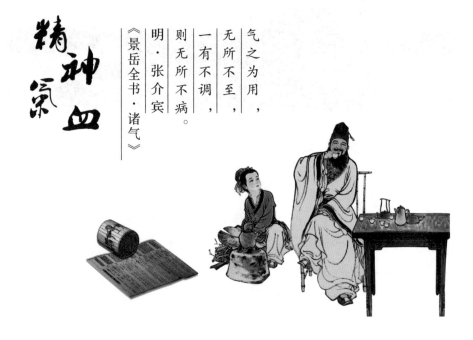

精神气血

《明·张介宾
景岳全书·诸气》

气之为用，
无所不至，
一有不调，
则无所不病。

实际上，在临床医学实践中，很多疾病都与气有关。

中医学认为，气生万物，大到整个宇宙，小到人体，实质上都是由无形的气凝聚而成的有形物质。《黄帝内经》这样说："积阳为天，积阴为地……故清阳为天，浊阴为地。地气上为云，天气下为雨，雨出地气，云出天气。"意思是，天地都是由气变化而来的，地上的气升上去就是云，天上的气降下来就是雨。

中医将气在人体内的运行称为气机，主要包括升、降、出、入四种。这四种运动在人体的脏腑、经络、组织、器官内进行，进而促进了人体内部的循环。

人体之气，也分为阳气、阴气两种。阳气有推动、温煦、兴奋之功能，阴气有宁静、滋养、抑制之作用。阴阳二气协调平衡，则人体之气冲和畅达，升降出入运行有序。

简单来说，气对人体内部循环的促进作用有这么几种：推动作用、温煦作用、防御作用、固摄作用。

那么，中医为什么总强调气血呢？这是因为气血结合有多种特殊作用。气为阳，血为阴，两者关系密切，所谓"气行则血行，气滞则血瘀"，即是这种关系的形象描述。

举个例子，汽车没油会熄火，手机没电会关机。气血就是人体的内在动力之源，决定着人的健康状况和生命的存亡。气血充足，人就健康；气血衰败，人就生病，甚至死亡。

关于气血与人体健康的关系，很多经典中医学论著都有详细的论述。《黄帝内经·素问》说："人之所有者，血与气耳。"《景岳全书》说："人有阴阳，即为血气。阳主气，故气全则神旺；阴主血，故血盛而形强。人生所赖，维斯而已。"《素问·调经论》说："气血不和，百病乃变化而生。"

> ❋ 据此，我们可以得出人体的健康公式：
>
> 气血失常→脏腑功能减弱→气血不足→疾病产生→气血失常

所以，人体健康最重要的就是气血二字，人体的疾病大多数都是气血出现问题导致的。小到发烧、感冒，大到肿瘤、血栓，这些疾病产生的主要原因都是气血不畅、气血不足。幸运的是，气血作为人体的能量，可以预先存储。人体在胚胎和儿童时期，都储存了大量的气血能量。有人说，我为什么感觉不到？那是因为你长大后，生活习惯改变了，不再接着存储了。更要命的是，还随意透支。长期熬夜，忧思过虑，暴饮暴食，享乐无度……

有句俗语说："傻小子睡凉炕，全凭火力壮。"说的就是这种情况。这样的消耗，再多气血储备也招架不住。可能你现在体会不到，但一过中年，恶果就马上显现出来，到时再补，就有点为时已晚了。所以，趁年轻，每个人特别是女性朋友，要注意多在气血"银行"里"存款"，越多越好，为塑身打下良好的基础。

第二节
气血，女人天然的"神仙水"

"神仙水"是爱美女性对某品牌护肤精华露的昵称。这样称呼这种护肤品，是因为它能有效改善女性皮肤干枯、多细纹、肤色灰暗、毛孔粗大等问题。但是，很多女性只知道用"神仙水"可以改善这些"面子"问题，却不知出现这些问题的根源是由于自身气血不足。用"神仙水"治得了"标"，却无法改变"本"。治标不治本，就永远无法从根本上解决问题。

气血，才是女人天然的"神仙水"。

《黄帝内经·灵枢》曾有这样的记载，"黄帝曰：余闻人有精、气、津、液、血、脉，余意以为一气耳，今乃辨为六名，余不知其所以然。岐伯曰：两神相搏，合而成形，常先身生，是谓精。何谓气？岐伯曰：上焦开发，宣五谷味，熏肤充身泽毛，若雾露之溉，是谓气。何谓津？岐伯曰：腠理发泄，汗出溱溱，是谓津。何谓液？岐伯曰：谷入气满，淖泽注于骨，骨属屈伸，泄泽，补益脑髓，皮肤润泽，是谓液。何谓血？岐伯曰：中焦受气，取汁变化而赤，是谓血。何谓脉？岐伯曰：壅遏营气，令无所避，是谓脉。"

这段话清晰而生动地描述了构成人体的几种基本物质的来源和内涵。同时也不难看出，中医之所以强调气血，是因为肯定它们是人生命的本源

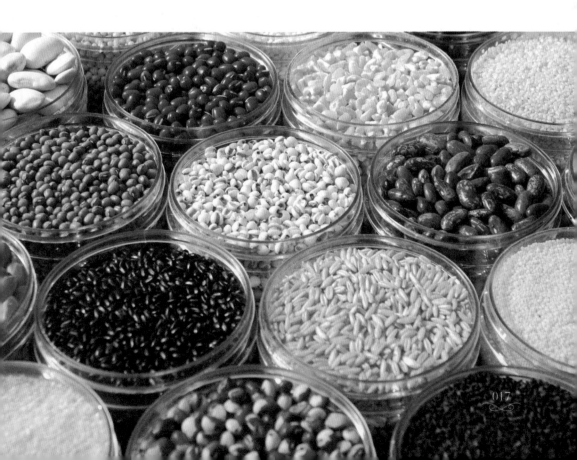

物质。气是构成人体和维持人体生命活动的基本物质之一，它通过人体脏腑的功能活动反映于体表。血是循行于脉中富有营养的红色液态物质，它和气一样，是人体生命活动必需的基本物质之一。从整体来看，气属阳，以运动的形式出现，是机体产生热量的物质基础；血属阴，以安静的形式出现，为机体各处提供营养。然而，两者都来源于脾胃化生的水谷精微和肾中的精气。气和血相互依存转化，相互促进渗透。中医学认为，"人之一身，皆气血之所循行，气非血不和，血非气不运"，把它们的关系概括为"气为血之帅，血为气之母"。气血相和，则可常保神清体健，面色荣润。气血一旦不和，则百病丛生。

具体到女性的自身情况，气血是女人滋养皮肤、保持容颜年轻姣好的物质基础。气使皮肤光滑细腻、滋润有光泽，血使皮肤白里透红、色泽明艳。若气血充足，则皮肤健美、容颜润泽、红光满面；而气血虚亏则是导

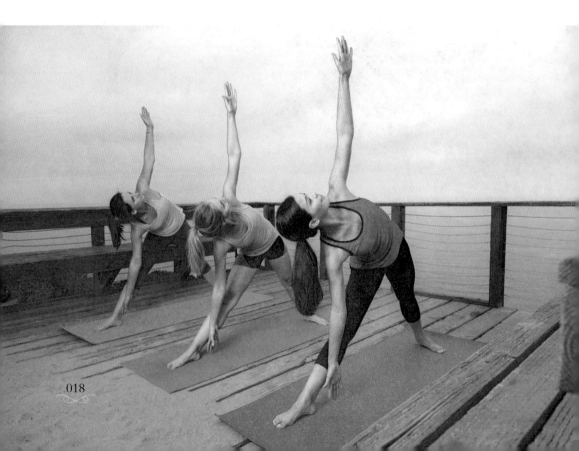

致面容老化与身体虚损的根本所在，若不及时调理，面部肌肤就会枯黄、暗沉，身体也更加虚弱。由此可见，人体内部的气血，往往决定了面容肌肤的外在表现。至此不难看出，女人养好气血，让美丽由内而外地散于体表，比用多少"神仙水"都更持久有效。

 第三节

气血通畅，塑身才有保障

有的女性朋友塑身很努力，每周七天，每天两个小时，锲而不舍，但效果一点也不好；相反，有的女性朋友，每天塑身半小时，周末还能抽空逛逛街，但效果却非常好。这是为什么呢？

答案在于气血不通畅。塑身效果好的女性朋友，气血一定通畅；而塑身效果不好的女性，往往气血不通畅。明白了塑身与气血通畅之间的关系，才能更好地补足气血、调养身体，才能从根本上塑身。

> 在中医看来，气血不通畅主要表现为四虚：一是气虚，二是阳虚，三是痰湿，四是湿热。这四虚导致人有四胖。

要具体说清楚这个问题，还要先了解气在各个脏腑的功能。人在用餐过后，胃气会对食物进行消化，脾气会将消化后最精微的物质上传给肝，化生为血液，再输入心，而将代谢下的废弃物向下传给大肠，转化为粪便排出体外。

对气血平衡的人来说，身体内气的运行充分，进餐之后，该吸收的营养物质吸收了，该排泄的就排泄了，该气化的气化了，她的体重也会保持得相对稳定，身材也相对苗条。一个气虚之人，身体内气的运行不充分，运化功能就弱了下来，致使运化水湿功能低下，能量代谢发生障碍，湿聚而成痰，湿和痰（指多余的水分与脂肪）不断蓄积，则造成形体肥胖。

❀我们具体来看看四虚是如何导致四胖的。

气虚：气化功能弱，不能消耗掉身体内的脂肪，所以发胖。

阳虚：阳气虚弱，从而引起气化功能变弱，所以发胖。

痰湿：体内痰湿结合，阻碍气的运行，引起了身体气虚，所以发胖。

湿热：体内湿热结合，阻碍了身体内气的运行，从而气虚，所以发胖。这类胖子圆乎乎的，一眼望去全是肉。

判断气虚，主要看三点：一是听声音；二是看舌头；三是看精神状态。

气是人体的动力，动力不足，人就会变得心虚胆小，不爱说话，不爱运动，整个人无精打采，说起话来露怯。在我们身边经常有这样的胖人，看起来身体庞大，但一开口说话，你就发现他虚弱无力。

气虚的人舌体胖大，舌淡红，边有齿痕。舌体胖大的原因是水太多，水将舌体泡大了，水为什么会多呢？这是因为气虚，气化功能较弱，不能将水湿代谢气化。

最后，一般气虚型胖子气短懒言，容易疲乏，精神状态比较差。

血对人体的影响正好相反，气不足则胖，血不足则瘦。

结合血气来分析，以上情况更明显。"气为血之帅"，气虚，推动血液循环的动力就弱，血行迟缓，人就会气短懒言，容易疲乏。气虚推动无力，血液无法充分到达脸上，所以这类人总是白白胖胖的。正如古人所说"其人肥白，多属气虚"。

对于痰湿和湿热来说，情况就不一样了。这两类都属于人体内气本来很足，但因为身体内有痰湿和湿热，阻碍了气的升降出入，于是，气渐渐地弱下去，人则慢慢地胖起来。

如何判断一个胖子的体内是否有痰湿呢？

首先，应该看他是不是肿眼泡。"脾为生痰之源"，如果一个人的体内痰湿堆积，脾气就会上升，体现在眼睑上，表现就是浮肿。其次看他的腰和腹。如果脂肪都集中在了腹部，也就是俗称"游泳圈"，那么多半体内有痰湿。还要看他是不是经常胸闷痰多，"肺为贮痰之器"，一个人体内有痰湿，就会胸闷痰多。

湿热就更好判断了。如果体内湿热过盛，面部就会出现油垢，用手一摸，感觉有一层油似的，还经常会长出痤疮、粉刺，就是我们所说的痘痘。

以上几种情况，是气血对人体的具体影响。

由此可见，血气的水平与人体的身体健康、精神状态有着非常密切的联系。气旺血充，人的精神思维活动才会正常；血气充盛，人体才会有充沛的精力、活跃的思维、矫健的身躯、良好的记忆力和敏捷的应变力，才能够光彩照人。所以，塑身的人，首先要解决的就是气血不通畅这个问题。

第四节
人体衰老的罪魁祸首是气滞血瘀

气血对人体的影响是多方面的，不仅仅是塑身。实际上，气血对人体衰老的影响至关重要。

自古以来，长寿就是人们一个美好的愿望。研究表明，哺乳动物的最高寿命，为其完成生长期的5～7倍。而人类完成生长期需要20～25年，按此推算，人类最高寿命为100～175岁。但据调查，人们目前的平均寿命不过七八十岁，还有不小的距离呢。

那么，问题出在哪里呢?

大自然风调雨顺，万物才能生长茂盛。同理，人体是个"小自然"，小自然气调血顺，各个脏器才能健康，充满生机与活力，才能延缓衰老的速度。

《黄帝内经》记载："人之所有者，血与气耳""血气未并，五脏安定"，并说"气血正平，长有天命""是以圣人陈阴阳，筋脉和同，骨髓坚固，气血皆从。如是则内外调和，邪不能害，耳目聪明，气立如故。"这些论述无不表明，气血的充盈、平衡、调和是人体健康与长寿的重

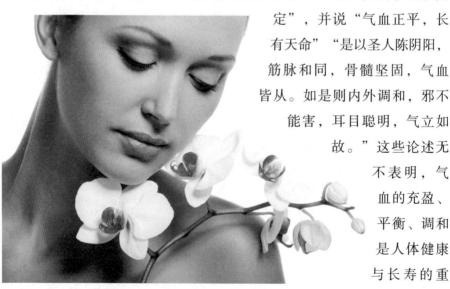

要因素。

后世医家对此也有很多解释。《寿世保元》这样论述："人生之初，具此阴阳，则亦具此血气。所以得全性命者，气与血也。血气者，乃人身之根本乎。"《景岳全书》说："凡为七窍之灵，为四肢之用，为筋骨之和柔，为肌肉之丰盛，以至滋脏腑、安神魂、润颜色、充营卫，津液得以通行，二阴得以调畅，凡形质所在，无非血之用也。"

据此，近世中医学者结合近千年的临床实践，提出了"人体衰老的本质在于气虚血瘀"的观点。

> 从中医学角度看，这个很好理解。人体生长、发育、壮盛及衰老的过程，离不开气血的运行。

血液循行于脉管之中，输布全身，循环不止，供给人体各脏腑组织之营养需要。七情、六欲等会影响气血的正常循行，如果出现气血流通受阻、停滞的状况，脏腑便得不到正常的滋养，脏腑的生理功能便无法正常发挥，从而逐渐衰竭直至死亡。所以说，血瘀是导致衰老的关键因素。

此外，现代科学研究表明，气虚血瘀，使神经、内分泌、免疫功能、合成代谢功能，以及主要脏器机能均受影响，呈现一系列病理改变，出现衰老现象。

综上所述，无论理论上，还是临床所见和现代科学研究，均说明人体衰老的原因在于气血失衡，其失衡的关键在于气虚血瘀。抵抗和延缓衰老，宜从调理气血入手。

这个问题在女性身上表现更加明显。《黄帝内经·五脏别论》说："女子胞，主月事及胎儿，为女子先天之本。"这里说的女子胞，又名胞宫，它包括了女性的卵巢和子宫，不仅是女性排卵、生育、月经的源头，还主导着女性新陈代谢，可以被认为是女性衰老的源头。而胞宫月经的发生、胎儿的孕育，都有赖于血液的滋养。现代医学研究表明，女子胞对女

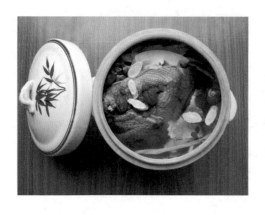

性健康和衰老具有极大的影响。当一个女性气血运行良好，女子胞就像水草丰满的草原，可以调节女性的新陈代谢，滋养全身，使女人年轻美丽，充满活力。相反，如果女子气血不足，那么她的女子胞就处于一种相当不健康的状态，活性物质就会分泌不足，导致新陈代谢功能降低，女人就开始衰老。比如，皮肤失去水分，缺乏弹性；脸上开始有皱纹，色斑增加，身材走形，更严重的还会出现月经紊乱，导致各种妇科病。

 第五节

便秘是气血在耍性子

气血除了前几节所讲的作用外，还有很多实际影响。很多亚健康状态，体虚乏力、头晕眼花、头发干枯易断等等，都是气血不足使得身体的消化系统出现问题。气血不足严重的情况，还会引起一些疾病，比如最常见的便秘，就是气血不足引起的。

> 气血不足导致便秘，其实是给女人提个醒，要补气血了。对于塑身的女性来说，这一点尤其要注意。

为什么气血不足会引起便秘？因为在水谷转化的过程中，胃主受纳，其气下行；脾主运化，其气上行，小肠受盛经脾胃作用后的水谷进行泌别清浊；大肠传导糟粕。所以，一旦胃气失和降，脾的运化失常，小肠大肠传导异常，均可引起大便异常造成便秘。肾主液，肺主气，每当肾虚肺燥时也会引起大便燥结。这些论述都表明，肾阴亏虚、津液不足、胃气受损都是可能引发便秘的原因；此外寒热也容易诱发便秘。

女性朋友可从以下几个方面入手，进行气血调理，预防便秘。

1. 合理膳食

针对气机瘀滞型便秘，需要吃一些疏肝理气的食物；针对气血不足型便秘，需要滋补气血，可多吃一些补气血的食物。在饮食上还需以五谷杂粮和根茎类为主食，平时可适当摄取粗糙而多渣的杂粮，还要多吃富含纤维素的蔬菜，以及富含维生素B及润肠的食物。

2. 养成良好的排便习惯

就现代人来说，因为工作节奏和生活节奏越来越快，很多朋友都会忽视便意。也有一些朋友会因为自己的条件限制而不得不抑制排便。憋住大便时间长了对排便非常不利，所以必须养成及时排便和不憋便的好习惯。

3. 选择健康的生活方法

随着人们生活和工作环境的不断改善，很多人的生活习惯也会出现改变。比如很多人总是习惯性地选择坐着，于是时间长了会使得结肠部位缺乏必要的运动刺激导致便秘的发生。还有一部分人习惯用车来代步，缺乏锻炼，再加上常常睡眠不足和起居无常，很容易引起肠功能紊乱，从而出现便秘。所以，气血不足的人必须要选择健康的生活方式。

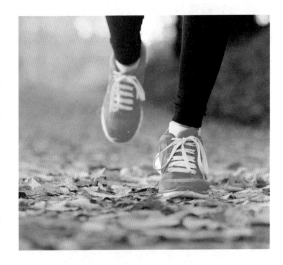

4. 坚持体育运动

若是平常在生活中每天坚持运动，对肠胃的活动能力可以起到良好的促进作用，以利于排便。

5. 保持良好的心情，学会释放压力

压力大、精神非常抑郁或者是情绪波动较大等都可能导致大便排泄不畅，所以最好保持一个良好的心态，学会释放自身压力，这样可以使得便秘的情况获得减轻。

 第六节

气以平静为先，要小心这九种气

对于女性来说，气和血，要首先关注气，因为气的通畅会带来血的通畅。相反，人体气衰则气血不畅，阴阳不调，百病入侵。

传统医学认为，气的养生讲究平心静气，保证心情的愉快舒适，使精、气、神处于最佳运行状态，心平气自和，气和神自安。所以，以下九种气要小心。

1. 怒气

大怒最易导致血气骤然暴逆上攻，轻则头痛胸闷，重则损伤血络，令人呕血吐血，甚则导致猝然昏厥，神志不清，不省人事。大怒是许多心脑血管疾病发生或者加重的主要诱因之一。

2. 喜气

生气对健康固然有害，过度高兴也会乐极生悲。过喜使心气涣散不收，神飞不藏，四肢软弱无力，精神难以集中。兴奋过度也是诱发心脑血管疾病的诱因之一。

3. 悲气

悲伤过度也是一种消极的情感，持续过久则使人意志消沉，精神萎靡，神气不足，伤精耗气，甚则悲痛欲绝，痛不欲生。

4. 恐气

恐惧是对某一事物感到不安，进而深陷其中，不能解脱。恐惧导致的直接后果就是气机下陷，或升发不及，甚则因恐惧伤肾，使肾中精气虚陷。

5. 寒气

天寒地冻之时，不知保暖避寒，容易触冒寒邪致病。寒性凝滞，寒则气收，使人皮肤腠理闭塞，使卫气收敛，不得出入敷布，人体就会出现四肢冷凉，身体蜷缩，瑟瑟发抖，甚则"透心凉"。轻则令人感冒、咳嗽、发热，重则出现冻伤甚至冻死。

6. 炅气

炅，热的意思。炎炎夏日，暑气熏蒸，烈日暴晒，不知避暑，极易外感火热之邪，使腠理开，汗大泄，以致暑热伤津耗气，令人头晕口渴，倦怠乏力。严重的还会因出汗而中暑，不省人事。

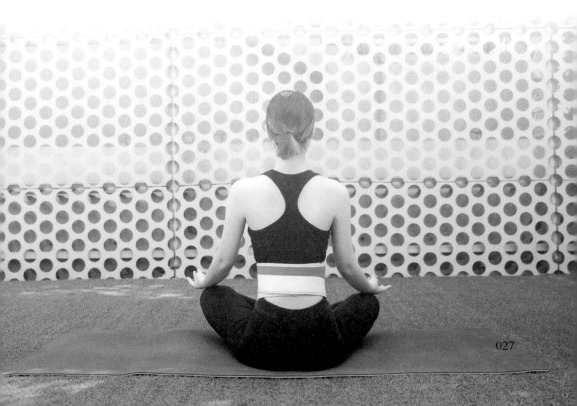

7. 惊气

猝然受到惊吓，发于不备之时，超越机体的适应限度，就会使气机运行紊乱，令人惊慌失措，心无所倚，神无所归，虑无所定，六神无主。

8. 劳气

"生命在于运动"，养生"常欲小劳"，但一定要掌握好度。否则，劳累过度，会导致气机失调和正气耗伤。轻则喘息，汗出，肌肉酸软，倦怠乏力，不欲饮食，严重者可导致"过劳死"。

9. 思气

过度思虑，可使气凝滞不通，气机的升降出入失常，气机不畅脾胃就会出问题，就会影响对食物的消化吸收。

以上这九种气，处理不好，均会导致气虚的情况。气虚就要养，我这里给女性朋友提两个建议，帮助大家平心养气。

1. 运动养阳气

"静则养阴，动则养阳"，阳一般在中医里面说的是气，阴在中医里面说的是血、津液。所以，气虚平常应注意多锻炼，增强体质。在进行锻炼的时候可以依据自身的体能来选择锻炼的方式、运动的项目。

2. 饮食补气

可以选用一些有补气功效的食物，另外还可以选择人参、西洋参、党参、太子参、茯苓、白术、黄芪、灵芝、大枣、五味子、灸甘草等药材，合理搭配一些非常好的补气药膳。

第七节
睡眠，补气血的绝佳之道

气血如此重要，也许女性朋友会说，那补起来一定很麻烦吧。恰恰相反，补气血是一件再简单不过的事情，只要你会睡，就一定会补。这里我送有志于塑身的女性朋友一句话：睡好觉，比什么都重要，因为睡眠是女性补充气血、永葆青春的最大秘诀。

中国传统哲学认为，宇宙之间有无形的能量，人能够在睡眠状态接纳、吸收，使得自身的精力气血得以有效补充。正如俗语所说，"药补不如食补，食补不如觉补"，这个道理每个人都有体会。平日里工作劳累的朋友，往往要在周末睡个够，找补回来。这个"补觉"的作用，比吃什么补品都强。

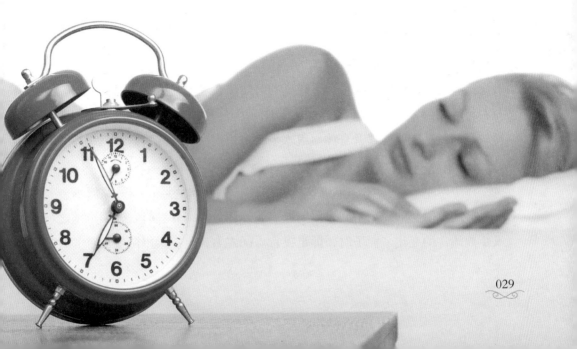

另外，我们观察婴儿睡觉，也是这个道理。婴儿将他的大部分时间用来睡觉，以维持快速生长。同样，对于青少年来说，要想长高长壮，发育健康，这些都要靠充足的气血支持，良好、充分的睡眠是必不可少的。随着年龄的继续增长，总体来看，人的睡眠时间呈下降趋势，与之相对应的是人体衰老。

从2002年开始，世界卫生组织把每年的3月21日定为"世界睡眠日"，并认为睡眠、食物、空气、水为生命的四要素，要求全人类关注和重视睡眠的健康问题。

天生爱美的女性总是抱怨衰老。孰不知，只有会睡的女人才能美到老。人们常说睡美人，顾名思义，美人是要会睡的。

睡眠对一个人气血运行至关重要，而这些，又非常明显地表现在肌体和美容上。这是由于睡眠不足，皮肤细胞的种种调节活动受到阻碍，血液循环不良，水分和脂肪分泌过少，皮肤易干燥而产生了皱纹。相反，睡眠充足，不仅使头脑与身体得到充分休息，同时也使皮肤细胞有进行种种调整活动的时间，使皮肤所需营养在休眠中得到补充，因而肤色才会健康，给人一种精神焕发的感觉。

既然睡眠这么重要，是不是每个人都能做到呢？很遗憾，很多女性朋友确实睡了，但不得要领，效果很难说多好。怎么睡才有助于补气血？这里我为女性朋友详细讲解一下：

1. 晚上11：00点之前要入睡

一天当中，皮肤新陈代谢最旺盛的时间是在晚上，特别是晚上11：00左右到清晨1：00之间。中医学称这段时间为"子时"。如果在这个时间获得较好的睡眠，就能提升身体血气水平，加快皮肤的新陈代谢，延缓皮肤的老化。

在中医学子午流注学说里，认为人体气血的循环运行，就像流水一样，会随着时间的先后不同，阴阳盛衰，经脉流注，并且时穴开阖也随之发生规律性的变化。而子时，即半夜12：00左右，是一天中阴气最重的时候，由于阴主静，因而是睡眠的最佳时机，如果能在此时入睡则可以养足肾阴。另外，因为这时人体气血流注胆经，胆为肝之余，而肝脏又藏血、藏魂，这时睡眠非常香甜，清晨醒后必然气色红润，精神爽利。

2. 午觉很重要

所谓"子午觉"，指的是两个时间，一为在晚上的子时（23：00～1：00），一为白天的午时（11：00～13：00）。这两个时间都要利用好，不但能修复与养护皮肤，还有助于养生美颜。

中午12：00左右为午时，这时外界阳气最盛，如果此时进行午睡最能养肾阳。中午时分小睡一会儿，有利于消除疲劳，提振精神，做起工作来更有精力。反之，如果子午时休息不好，肝脏得不到足够的滋养，往往会导致肝不藏血，血不归经，人便无精打采，脸色灰暗，所以女性常常会长出黄褐斑、痤疮、皱纹等。因此，爱美的你务必睡好午觉。

3. 睡前七项工作不能少

（1）除噪：要努力营造一个安静、舒适的睡眠环境，好睡眠最需要的条件是暗黑无光、静寂无声、躺倒放松。噪音会严重地影响睡眠。噪音对睡眠的影响不可忽视，它不但能引起睡眠障碍，还可以引起许多疾病，如高血压、神经衰弱，所以，爱美的你，入睡时一定要把噪音降到最低值，以不打扰自己的睡眠为宜。

（2）室温：适宜的温度是入睡的重要条件。因为过冷或过热、潮湿都会妨碍大脑皮层抑制的扩散，影响睡眠。通常，在摆设床铺时，不要把床紧靠暖气片，尤其是睡时不要头朝暖气装置。而且，卧室温度以保持18～20℃为宜。其实，良好的睡眠还要有适宜的温度和湿度，一般在15～24℃的温度中，人睡得最安稳。

（3）洗浴：用36℃左右的水清洗面部皮肤，或者洗一个舒舒服服的热水澡。否则污物会堵塞毛孔，血液不能充分到达皮肤表层，皮肤就不能得到充分的休息。在水中加点可起舒缓作用的香料或采用香熏护理。

（4）卸妆：不能带妆睡觉，因为化妆品会给皮肤带来负担，还会使皮肤干燥，不利于皮肤充分休息。

（5）去饰：睡觉时应该卸掉身上所有的装饰物，因为戴着小东西睡觉，会阻碍机体的循环，不利新陈代谢，这也是戴饰品时局部皮肤容易老化的原因。

（6）补湿：睡前保持居室内适宜的湿度。空气中适度的水分可保证肌肤不会过于干燥，这样当你睡熟后，你的皮肤便能得到充分的滋养。可以用加湿器将水蒸气加到空气中。

（7）控水：睡前不要进食或大量饮用饮料。

4. 营造睡眠环境的妙处

你也许不知道，新鲜空气对于睡眠环境的重要性。新鲜空气可以提供充分的氧气，刺激机体消化功能，改善新陈代谢机能，增强对疾病的抵抗力。而且，在睡眠中，我们的大脑需要大量氧气去进行它的生理活动，而新鲜的空气能充分迎合它的需要，发挥睡眠的最大效能。

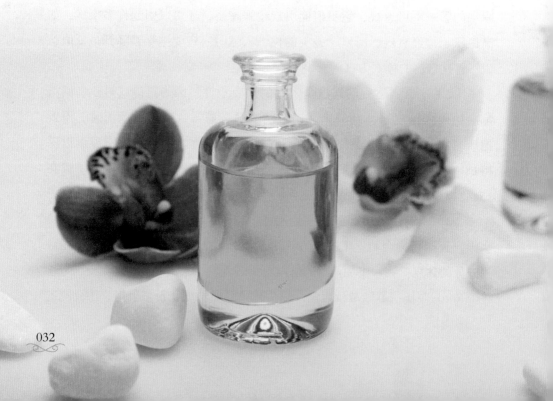

此外，睡眠空间也非常重要。生活中，有不少人在睡觉时，喜欢在床架上罩上床罩，将床铺遮起来，围住床上这一小天地。其实，这是由于人的私密性心理所致，睡眠空间愈小愈使人感到亲切与安全。因此为了创造有利于睡眠的环境，爱美的你，不妨用家具、屏风、帘幕等把睡床遮挡起来，这样更容易增加睡眠的舒适度。

5. 舒服的睡姿决定美容效果

正确的睡眠姿势，更有助于皮肤休息与保养。最科学的睡相则是仰卧睡姿，仰卧睡觉，可以使皮肤得到良好的保养，使容貌秀丽，一般健康的人都宜采用仰卧方式睡觉。这是因为，人在仰卧睡觉时，能使面部肌肉处于最佳松弛状态，有利于血液流通循环，给面部皮肤带来充分的氧气与养分。

第八节
女人的生命以"七"为节点

女人补气血、塑身，不能忽视"七"这个节点。为什么呢？

我们都知道一年里有24个节气，每到一个节气，天地间万物、气候、气温等都会发生显著变化。我们人活一世，每过若干年都会出现一个"节气点"，每个节气点，人体的生理指标都会发生显著的变化。

而女人也是这样，每逢七年便是一个节点。这个来源于中医经典《黄帝内经》。《黄帝内经》说："女子七岁，肾气盛，齿更发长。二七而天癸至……"意思是女子的生命节律与"七"有关，这种生命节律对身体的发育和人类生育都有重大意义，按照这个节律适时补充气血，塑身保健，效果会更好。

1. "一七"

《黄帝内经》说:"女子七岁。肾气盛,齿更发长。"也就是说,女性7岁时,牙齿头发开始茂密生长,肾气,也就是生长之气旺盛。"更"是更替的意思,是说她的乳牙开始掉,然后换上了恒牙。所谓"发长",是说由以前的黄毛丫头变成了黑毛丫头,一头乌黑的头发就开始长出来了。

我们说肾其华在发,肾精没有推动它的时候,她是黄毛丫头,不黑,肾精一动,这人就头发乌黑了。一个人如果老熬夜,肾精就会不足,人头发就容易白。

2. "二七"

二七是14岁,《黄帝内经》说:"二七而天癸至。""天癸至"是什么意思呢?天干里最后两个是壬癸,壬癸五行属水,相当于我们现在所说的雌激素,所以说,女孩子到14岁的时候,这种激素开始生发推动,表现出"月事以时下",就是女孩子开始来例假了。

天癸通了,然后任脉也通了,太冲脉盛了,所以就月事以时下。到了14岁那一年,正常女孩子的任脉就会打通。一通之后,月经就来了,这个时候就可以生小孩儿了。所以理论上来说,一个女孩子14岁以后就可以怀孕。

一个人的气血是否充足,这个时段十分关键。因为这个时段是储存气血的关键时段,储存得越多,对身体越有利。不过,现在零食、饮料都含有添加剂和各种激素,所以很多只有十二三岁的小孩子,吃这样的食物之后,很容易提前到"天癸"。尤其是炸鸡、炸鸡翅等油炸食物。这样的食物不利于气血养生。

3. "三七"

"三七肾气平均,故真牙生而长极。"什么叫做肾气平均?肾气盛了以后,开始推动人的生殖功能的发育,当生育功能发展到一定程度以后,余出的肾气就会匀给身体的其他肢体、器官去促进它们生长、发育,这叫"平均",即让自己的身体各方面都发育得非常好。

俗话说"女大十八变"，到了二十一岁的时候，其变化大致已成定局。中医学有"21岁前会养生，从小到老都迷人"的说法。就是说，在21岁前，应从各方面汲取营养，顺应自然规律。这个时间段的气血养生，与塑身的效果关系非常紧密。这个我们通过观察身边的女性朋友就会知道，气血充足的女性一般都比较自信，有一种天然的风度。即使体形略有瑕疵，也不会影响大局。而且，一旦学会正确的塑身方法，体形也会很快矫正过来。

4. "四七"

"四七，筋骨坚。"28岁的女性生理状况达到顶峰状态，生殖系统、

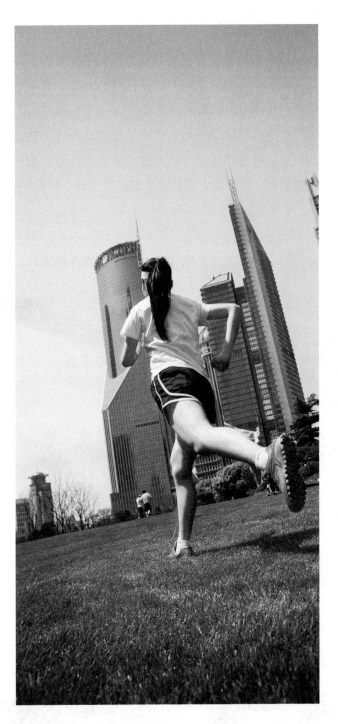

内分泌都是最和谐的阶段，筋骨强健，精力也较旺盛，在此前后的两三年里应该积极准备生育宝宝，这个年龄段生育的宝宝先天禀赋也更好。处于"三七""四七"这两个阶段的现代女性，常常嚷嚷着减肥，容易带来因饮食不规律而引发的多种问题。

女性过了这个周期，生理便微妙地进入下坡阶段，气血的问题也会如约而至。在这期间，一些女性由于饮食不节、睡眠不足，就容易产生青春痘或贫血。因为晚上是造血器官需要调整、修复的时间。

5. "五七"

"五七，阳明脉衰。"中医学认为，女性35岁以后开始衰老，主要是肾气的衰退，人体最明显的表现是面容开始憔悴，头发掉落。这时女子要

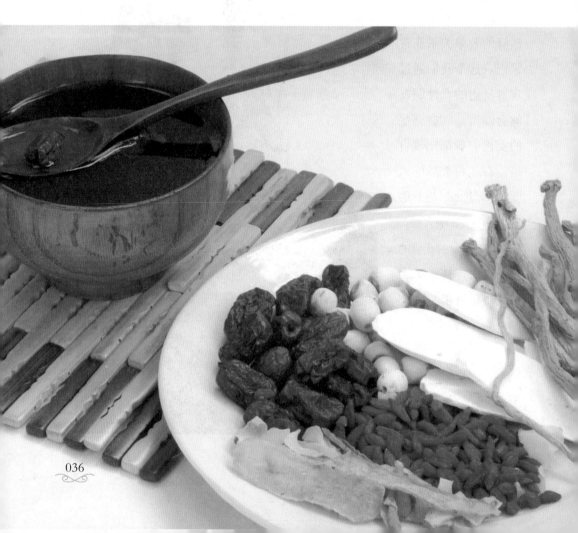

注意补养气血，可以适当吃些大枣、阿胶，切不可盲目瘦身减肥，否则更容易导致肾气不足，加速衰老。此时女子最好有自己的事业，从工作中寻找成就感，实现自己的人生价值，有助于保持身心健康。

这个时间段的女性，气血毫无疑问是不大好的。所以，为了面对即将到来的问题，女性朋友需要付出更多的努力，未雨绸缪，使身体的气血消耗更慢一些。比如在年轻时注意保暖，少吃生冷食物、不穿露背露脐装、少吹空调等。

6. "六七"

"六七，三阳脉衰于上，面皆焦，发始白。"到了42岁这个年龄段，气血进一步衰败，衰老征象渐渐明显，很多人脸上开始长色斑，出现黑眼圈，早晨起来还会眼睑、面部浮肿；有些人头发容易分叉，焦枯、变白甚至脱落，人体精血渐显不足，循环变差，就像受阻的江河，流水少且流动慢，于是出现滞留。

"六七"阶段的女性，一定要及时补气血，方能延缓气血衰败的影响。比如多吃一些补气血食物，正确锻炼，端正心态等，这样才能消除不必要的恐老障碍，活力充实地生活，焕发出一种成熟且深沉的美。

7. "七七"

"七七，任脉虚，太冲脉衰少，天癸竭，地道不通。"到了49岁，女性开始进入绝经期，补气血更时刻不能忘。除了吃一些补气血的食物外，还要吃一些豆制品、奶制品，有必要的话吃些钙剂，以补充钙质流失。此时最好避免登山、爬楼梯、跳绳等膝盖磨损比较严重的运动，有些广场舞的动作也容易伤到膝盖，不宜常做。有句话说得好："生命在于运动，但关节在于省着用。"

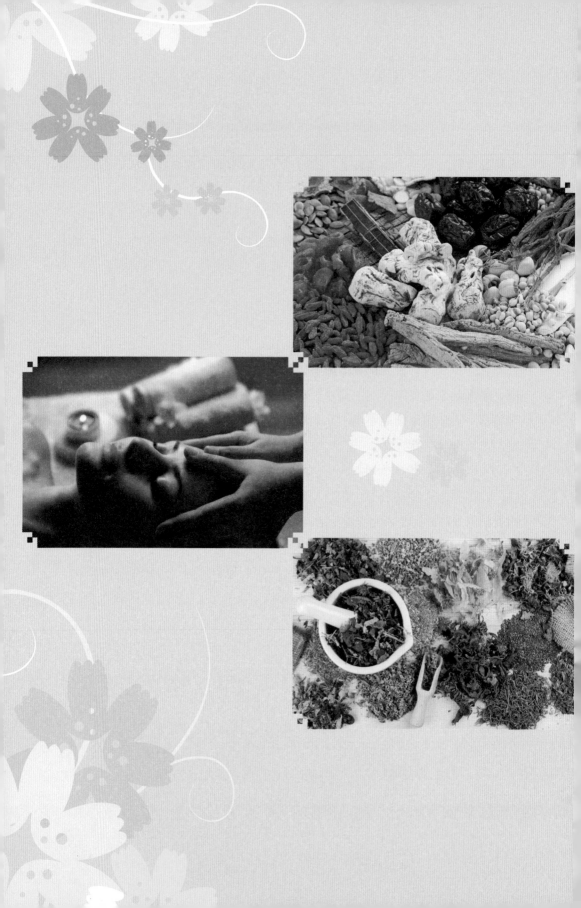

第三章

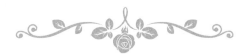

气血足不足，
察"颜"观色方可知

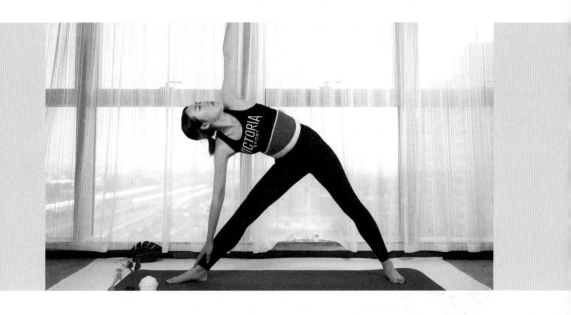

　　对女性塑身来说，气血如此重要，那么怎么才能判断气血是否充足？是否需要补充呢？很简单，从你的外表就可以看出来。

　　第一，看脸。第二，看眼。第三，看发。第四，看牙。第五，看耳朵。第六，看唇。第七，看指甲。

　　……

第一节
花容失色？气血衰败了

女性气血足不足，第一是看脸。

我国最早的养生宝典《黄帝内经》说："女子五七，阳明脉衰，面始焦，发始堕。"这句话的意思就是说，女人一到了35岁，阳明脉开始衰弱了，身体的各项机能就开始下降和衰退，面部的容颜就有变老的趋势，头发和面庞都开始不再有光泽，也就是外界所说的面容失色了。这个时候，就提醒女性朋友，要补气血了。

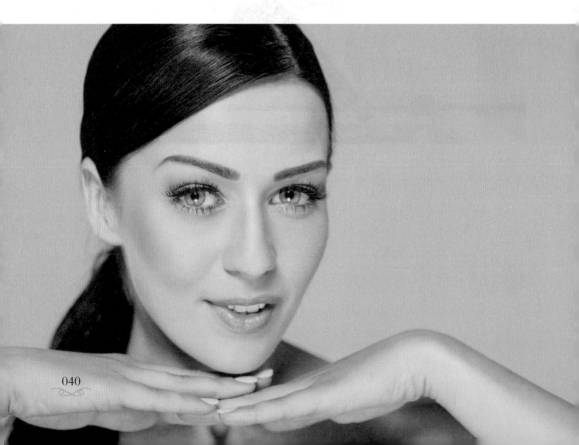

　　按照一般人的思维，这是血虚的表现，那就开始补吧。于是，阿胶、桂圆、莲子等统统上阵了。但在此过程中，有人取得了效果，有的非但无效，还出现了上火症状。遇到这种情况，要立刻停止补血。因为体内的气血不是"虚"了，而是"堵"了。

　　其实，我们这里说的气血衰败有两方面的含义，包括气血不足和气血不畅。从《黄帝内经》我们可以看到，女性衰老的原因主要是"阳明脉衰"了，而阳明脉就是指我们的脾胃。而脾为气血生化之源，脾功能衰弱了，气血就会不足，而人体的肌肤需要气血来滋养。所以，如果人气血衰败了，那么肌肤就得不到滋养，出现暗黄、松弛等状况。

　　除了气血不足之外，气血不畅也会导致女性诸多皮肤问题。那么，气血不畅是由什么原因导致的呢？这就与女性性格因素有关。女人心思细腻，尤其是对中年女性来说，诸多烦心事使自己经常一个人生闷气。中医认为："七情内起之郁，始而伤气，继必及血，终乃成劳"。也就是说，忧郁首先会伤到气，气为血帅，气对血起的是推动作用，气推动无力，必然导致血流缓慢。这就好比水泵与水的关系一样，水泵动力不足，水就流不动，慢慢地就会瘀积在血管壁上，就像淤泥一样越积越多，最后导致瘀血，也就是气血不通。

　　中医学讲"瘀血不去，新血不生"，所以瘀血时间久了，人就会出现一些血虚的症状，血虚后肌肤得不到滋养，自然就会表现出面色不好、神疲乏力等。除此之外，瘀血还会导致一个现象，就是脸上长斑或痣。有的女性朋友原来皮肤光滑细腻，但慢慢脸上开始出现斑点，色素沉着越来越多，其实这也是瘀血引起的。这时候对于女性来说，不能"补"，只能"通"，让瘀滞的气血活起来，那么血虚的情况自然也就解决了。

　　那么，我们又如何才能判断自己是气血不足还是气血不畅呢？如果你脸色发黄、发暗，并且经常感到精神乏力、失眠多梦、怕寒畏冷，那么一般就是气血不足了。而气血不畅除了肌肤问题外，还可能会出现身体某一部位有刺痛感并且位置固定或肿块，舌质青紫，或是月经时有血块。

第二节
人老珠黄，根本原因在气血不足

大家一定都听过"人老珠黄"这个成语，它是指女性因容颜不再而不被重视，就像年代久了变黄的珠子一样不值钱。其实从养生学来说，人老了，一定会珠黄。但这里的"珠"可不是指本意里的珍珠，而是指眼珠。

所以，看眼睛，也是判断气血充足与否的重要依据。

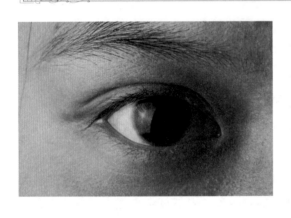

人的眼球表面有一层薄薄的透明膜层，叫结膜。在长期受到紫外线、粉尘等污染之后，就产生色素沉着的不良反应。色素在结膜层集聚成块状黄斑，从表面上看，白眼球出现微微凸起的暗黄色物质，黑眼球变得更加混浊。人类受到外界环境刺激是日积月累的，老年人更容易产生结膜色素沉着现象，因而，也就有了"人老珠黄"一说。

从中医的角度讲，从一个人的眼睛中，可以看出这个人五脏六腑的整体状况变化来。人的瞳孔代表肾；外面一圈黑眼珠，代表肝；白眼珠，代表肺；内外眼眦代表心；眼皮代表脾。所以，一个眼睛就把人体的五脏全看到了。我们常说一个人有精、气、神，而精、气、神是怎么反映的呢？眼睛上就是其中之一。

其实，神只是我们外在感受的东西，只有精足了，神才会体现出来。

如果一个人，先天肾气不足，后来的脾胃功能又很差，再熬夜，你就会看到她的眼睛一定是无神的。而那些经常运动、睡眠好的人，由于肾气和脾胃之气旺盛，气血充足，那双眼就一定是有神的。

在生活中我们经常看到，有些女性在过了50岁后，身体仍然很健康，眼神也是炯炯有神，这就是因为她们有正确的生活方式，可以保证气血充足。而有些年轻的女孩子，特别不爱惜自己的身体，她们经常熬夜玩游戏，有些甚至很早就有了性行为，这些都是伤肾的行为。肾气不足了，你就没有足够的气血去滋养身体了，对于眼睛来说，反映出来的就是"人老珠黄"了。所以说，有时我们不能只凭岁数来判断一个人是否年轻，身体健康才是衡量一个人是否年轻的指标。

因此，想要"人老珠不黄"，一方面我们需要养护好我们的先天之本——肾，另一方面还要养好我们的后天之本——脾胃。这就要求我们从年轻时注意养生之道。

 第三节

发如稻草，暗示气血不足

从头发上，也能看出一个女性气血足不足。

一个女人的头发如果枯黄，分叉，像稻草一样，就要注意了。按照西医的说法，枯黄、发叉的头发是缺乏营养，而在中医学看来，这和气血有关。头发还有一个别名，叫做血余，意思是"发为血之余"。它的深层含义是，只有气血充足了，人体才能正常地长头发。而人体的肝脏有主藏血和生血的功能，肝功能正常，人体血液能正常运输、贮藏、调节，全身各脏器及毛发才能得到血液的滋养。当肝功能出现异常时，就会导致气血运行不畅，毛发营养供应受阻，头发就会枯黄、分叉，并最终导致脱发。

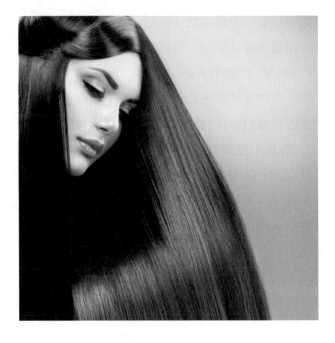

除了和肝有关，人体的肾气也会影响头发的生长，因此中医里还有"发为肾之华"一说。发为肾之华就是说头发是肾的花朵，是肾的外现。肾主黑色，所以头发是否乌黑靓丽，实际上跟肾的好坏密切相关。因为肾主收敛，如果一个人肾气的收敛能力强的话，不容易脱发。反之，如果肾气虚的话，肾精收藏的力量不够，就容易脱发。

因此，要想拥有健康的头发，首先要保证自己的肝肾健康。那些再名贵的洗发水其实也只是治标，而中医治病都讲究治本，"本"治好了，"标"自然也就好了。养护头发也是同样的道理，要从养护肝肾做起。

 第四节
脸色红润，代表肺气旺盛气血足

1. 查看气血足不足的另一个方法是看脸。

中医学认为："精血不足，不能上荣于面。"血液对于身体来说具有非常重要的作用，不仅能够维持身体的正常运转，同时也能够很好的滋养肌肤。如果身体中气血充足，那么脸色就会红润有光泽。如果说身体出现了气血不足的情况，那么就会变得脸色蜡黄，皮肤干燥，甚至出现黄褐斑等情况。

所以，看脸是一个非常实用的判断气血是否充足的方法。脸色惨白，或多色斑的情况，则说明气血不足；反之，脸色红润有光泽，则说明气血充足。

2. 气血不足脸上容易长斑。

皮肤斑点的产生和皮肤的新陈代谢有直接关系，如果皮肤新陈代谢好了，那么身体之中的废弃物就会顺利地排出体外，不会存留在皮肤中出现斑点。如果皮肤的新陈代谢功能变差，那么皮肤中就会残留有大量的废弃物，这就会增加长斑的可能性了。而皮肤的新陈代谢能力和身体中血液是否充足具有直接的关系。皮肤中的营养来自于血液，如果血液充足，那么皮肤中的营养就充足，这样代谢就正常了，长斑的概率也大大减少。

很多人在晒了太阳之后脸上长出黄褐斑，这主要是由于患者的身体体质是属于气血亏虚的体质，所以皮肤的抵抗力就比较差。只要阳光照射到了脸部，皮肤色素沉着的可能性就大大地增加。

如何才能够应对身体由于气血不足所导致的长斑情况呢？

这个时候使用护肤品并不能够从根本上解决问题，只是暂时地令斑点消失。想要彻底地解决脸上长斑的情况，那么需要从内部进行调养，对身体进行补血，多吃一些具有补气以及补血功效的食物。比如

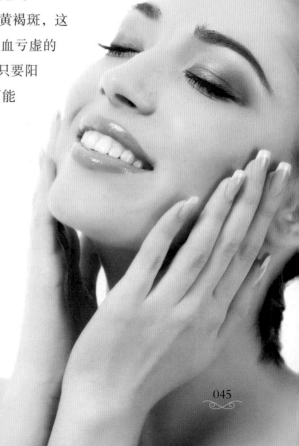

番茄汁。

每天喝一杯番茄汁或者经常吃番茄，对防治雀斑有很好的帮助。番茄含有丰富的维生素C，有着"维生素C的仓库"的美誉。维生素C可以抑制皮肤内酪氨酸酶的活性，有效减少黑色素的形成，从而使皮肤更加白嫩。所以说，番茄是养颜佳品。

第五节
牙齿松动脱落，补气血刻不容缓

1. 牙的好坏，也能在一定程度上反映气血的情况。

中医学认为，牙齿的脱落和肾有密切的关系。我们知道，肾主藏精，而精能生髓，髓在骨之中，人体的骨骼必须得依赖髓而得以生长，所以才说肾主骨生髓。而中医又认为，"齿为骨之余"，牙齿属于骨的延伸，是骨的一部分，所以牙齿松动和脱落都属于主骨的肾出现了问题。如果肾精气充足，则牙齿坚固、齐全。若肾精气不足，则牙齿就会松动，甚至脱落的状况。

所以对于女性来说，要想拥有一副健康的牙齿，养肾固精是必需的。

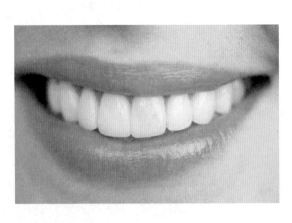

可以选择一些具有补益肾精作用的食物，还可多吃一些较硬的食物。较硬的食物需要长时间咀嚼，而多咀嚼不仅能增强牙齿的硬度和坚固度，还能防龋齿，也可以起到养护肾精的作用。

2. 叩齿咽津

除了饮食，我们还可以经常进行叩齿咽津的锻炼，这里的津就是指人体的唾液，中医学认为，津是肾精所化，有"玉浆"之称，反过来可以滋养肾中精气，而叩齿则可以让牙齿更加坚固。

叩齿具体操作为：早晨刷完牙，正坐或者站立，全身放松，闭目，口唇微闭，凝神静心，摒弃杂念，心神合一。上、下牙齿有节奏地互相叩击，铿锵有声，叩击36次。叩击结束，辅以"赤龙搅天池"，也就是在叩击过后，用舌在口腔内贴着上下牙床、牙面搅动，柔和自然地用力，从上到下，从内到外，搅动36次。搅动的过程中会有更多的唾液产生，但不要急于咽下。等到唾液满口，以舌抵上腭，鼓漱数次，最后分3次将唾液徐徐咽下，并用意念慢慢地把它送入脐下3寸丹田处。这样操作完算一次，每天早上操作3次为佳。

第六节
耳朵是人体气血的缩影

耳朵是人体的缩影，人的耳朵与脏腑、经络、腺体关系密切。在人体之中有9条经脉经过耳朵，耳朵便通过这些经脉与脏腑相通。人体任何部位发生病变，都可以反映到耳朵上来。所以，气血是否充足，可以通过观察耳朵来判断。

1. 耳大肉多气血足

和耳朵关系最密切的当属肾。肾气充足，耳朵大，人常说"耳朵大有福"也就是源于此；耳朵薄而小的人，多为肾气亏虚；耳朵大且柔软，肉多就说明这个人营养状况好；耳朵僵硬、小、骨多是先天不足的缘故。

2. 耳朵颜色不正常多气虚

耳朵色淡白，多见于风寒感冒，也见于阳气不足的人；耳垂上有一条明显斜线纹，说明心气虚；耳鸣和耳聋则都说明肾气虚弱。耳朵局部有结节状或条索状隆起、点状凹陷，而且没有光泽的人，提示有慢性器质性疾病，如肝硬化、肿瘤等。

3. 按摩耳部调气血

"耳为宗脉之所聚"，十二经脉皆通过于耳，经常按摩耳部能疏通经络，运行气血，调理脏腑，达到防病治病的目的。

人体各部位在耳廓的分布好似一个倒置的胎儿，具体投射区按摩方法如下：

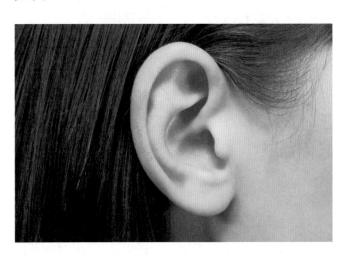

（1）按摩耳轮：耳廓的外周耳轮相当于躯干四肢，耳轮顶端凹陷处叫足趾，颈肩腰腿痛患者宜多按压耳轮。

按摩方法：以拇、食二指沿耳轮上下来回按压和揉捏，使之发热发烫，然后再向外拉耳朵15～20次。长期坚持，可防治颈腰腹痛，治疗甲状腺、乳腺疾病。

（2）提拉耳尖：将耳轮向耳屏对折时，耳廓的上缘为上尖端处；按摩此处有退热、镇痛、消炎、降压的作用。

按摩方法：用双手拇、食指捏住耳朵上部，先揉捏此处，直至该处感到发热为止，然后再往上提揪15～20次。

（3）下拉耳垂：耳垂相当于面部；当内火上炎而致齿耳肿痛，或面部生疖时，可用双手拇指揉捏耳垂，直至双耳发红发热。可辅助治疗头痛、头昏、健忘、小儿发热等问题，还有明目、美容、聪耳的功效，此外，还可预防感冒。

按摩方法：先将耳垂揉捏、搓热，然后再向下拉耳垂15~20次，使之发热发烫。

（4）推上下耳根：中指放耳前，食指放耳后，沿着下耳根向上耳根推，要用劲推40~50次左右。

（5）搓耳朵禁忌：如果耳廓上有湿疹、冻疮破溃、溃疡等症状，则不宜搓揉耳朵；有严重器质性疾病者、年老体弱者，搓揉耳朵时手法要轻柔。

另外，选择耳穴贴保健养生也是非常不错的方法。时常刺激耳朵，可以使其气血通畅，人体又有9条经脉通过耳朵，刺激耳朵，也能间接达到通畅经脉的作用。

第七节
红唇是女人气血充盈的特有标志

健康、丰满的嘴唇是女性美丽的象征，很多男性及美学专家都认为嘴唇是女性最性感的部位之一。除此之外，嘴唇还是我们身体的一个警报器，当嘴唇呈现淡红色、圆润饱满而不干燥时，说明气血充足，身体就是健康的；而当嘴唇出现淡白色或者是淡紫色时，那就说明身上的气血出现问题了。

比如说，在生活中我们时常遇到这样一类女性，她们的嘴唇呈淡白色，说话总是有气无力，整天看起来没有精神。这些症状其实就是表明你气血不足了。因为嘴唇也是需要靠气血来滋养的，气血不足后嘴唇就会失养，表现就是没有血色，并且还可能出现脱皮、开裂的现象。

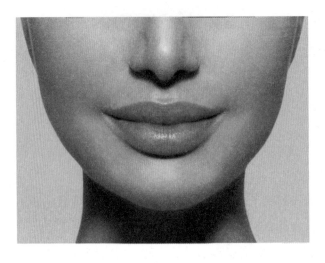

中医认为，"脾开窍于口，其华在唇"，因脾为气血生化之源，所以脾虚后，人体气血就会出现亏虚了，接着就会反映在嘴唇上了。因此，要想彻底治疗嘴唇无血色及脱皮、开裂等，还需要食用一些能健脾益胃、益气补血的食物。如可以取红枣10枚洗净、山药50克去皮，洗净，切块、粳米100克淘洗干净，一同煮粥。此粥健脾补血的功效特别好，适合那些气血不足的女性经常食用。

除了淡白色，有的女性嘴唇会呈现淡紫色，这个又是什么原因呢？众所周知，女性爱生闷气，而生气后易伤害肝脏，进而导致气滞血瘀，瘀血聚集在体内，不但会让女性肌肤看起来发黄、粗糙、有色斑，而且嘴唇也会因为淤血而显示出淡紫色。如果嘴唇发紫的同时，还伴随有胸闷、痛经、经血呈紫色并有血块，或者是闭经，那么就可以断定你是气滞血瘀了，此时要想让嘴唇恢复到健康的淡红色，那就要行气活血了。在这里给女性朋友们推荐一款粥，该粥叫做桃仁红花粥。

取桃仁10～15克，红花6～10克，粳米50～100克，红糖适量。先将桃仁捣烂如泥，与红花一并煎煮，去渣取汁，同粳米煮为稀粥，加红糖调味。每日1～2次，温热服用。可活血通经、祛瘀止痛，适用于气滞血瘀导致的经闭、月经不调及嘴唇发紫等。

第八节

指甲上的"月牙"，代表了身上的气血

从指甲上看气血情况，非常方便实用。古语有云："爪为筋之华，血之余。"指甲红润光滑，并且有光泽，则表示气血比较旺盛；如果指甲灰白且无光泽，身体气血则可能不足了。因此，读懂指甲中蕴含的信息有助于你了解自身气血状况。

1. 从甲半月面积看体质

人指甲下方1/5处的新月形白色区称为甲半月，俗称"半月痕""小太阳"。从中医角度讲，爪为筋之余，为肝胆之外候，甲半月是人体阴阳经脉的交界线，是精气的代表，也叫"健康圈"。甲半月并非越多越好，健康人除了小指外都有甲半月。

半月痕面积小于指甲1/5，则表示身体气血不足，人们常会感到无精打彩，不思饮食；面积大于1/5，则表示气血不调，容易患心脑血管、高血压等疾病。

如果半月痕突然晦暗、缩细、消失，往往提示气血不通，如果不注意调理，会引发一些疾病。如果甲半月较少、光泽度差，说明气

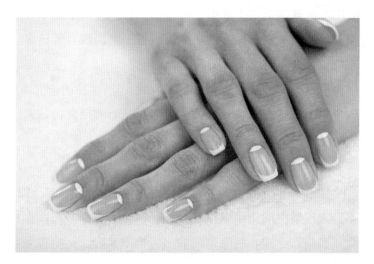

滞血瘀，常有畏寒怕冷、精神不佳、消化不良、面色苍白等情况，可多吃些羊肉、姜、香菜等食物，或在医生指导下服用活血通脉汤、金匮肾气丸等方，以温经散寒、活血通脉。

也有人十指都有甲半月，且较长，说明体内阳气较盛，也是不好的。阳气盛，不是气血充足，而是气血不和，易出现上火、烦躁、口干、便秘等不适，可多吃苦瓜、芹菜等或服用凉血四物汤等剂。还有一部分人群甲半月模糊不清，似有似无，此类人群易出现情绪不宁、腹胀脘闷等，多为寒热交错或阴阳失调型，可在医生指导下服用小柴胡汤、二仙汤等。

虽然"健康圈"能在一定程度反映循环及营养状况，但甲半月生长受诸多因素制约，不可一概而论。

半月牙消失，并不代表一定患上疾病，这可能与种族、年龄、营养状态等有关，不能仅仅依据半月牙判断气血情况以及诊断疾病。气血状况的判断往往需要综合全身情况，如眼睛、皮肤、口唇，机体温度等。

一般来说，女性气血充足，则脸色红润，毛发乌黑，月经正常，呈现出生气勃勃的状态。相反，女性气血不足，则会脸色苍白或萎黄、少气懒言、脉搏细弱，经常出现头晕目眩、疲倦无力、头发脱落、指甲干裂、多汗、耳鸣、心悸等现象。一般情况下，气血不足的女性会伴有脾虚症状，易出现食欲减退、呕吐恶心等情况。另外，由于血不养皮肤，故而皮肤干燥、口唇干裂。一些女性也会因气血不足出现月经过多、过少，甚至闭经现象。

据调查数据显示，约52%女性存在手脚冰凉的情况，这可能与气血不足有关。人体气血不足，致使阳气不足，血液循环运行迟缓，整个机体的温煦功能减退，从而出现手脚冰凉现象。

2. 从指甲颜色看气血

健康人的指甲一般是粉红，有一定光泽且均匀。中医也有血虚之说，不少人把较白的指甲看作贫血征兆，但要对症分析。如指甲发紫是动脉硬化、血脂高，或心脏滞阻的前兆；指甲发青，则为重寒症，血瘀；指甲发黄可能肝胆有问题，或血糖代谢不畅；还有一种指甲发蓝，显示肺部受阻。

3. 从指甲看病变

如果指甲表面不够光滑，出现一条条竖纹，表示最近操劳过度，睡眠不足。如竖纹一直存在，则可能是体内器官有慢性病变的趋势，需注意劳逸结合。如果纹路不是竖纹，而是一条横纹，表示气血不足，可能体内器官发生病变，需到医院就诊做检查。一般横纹只在指甲最下端，但会随着指甲生长，逐渐向上移动。

不少人手指甲还会出现白斑点，通常是缺钙、缺硅或寄生虫病的表现；如白点数量较多，可能是神经衰弱征兆；如果指甲斑点偏黄，要注意是否患上消化系统疾病。如果指甲有倒刺久不愈合，可能缺乏维生素或微量元素。

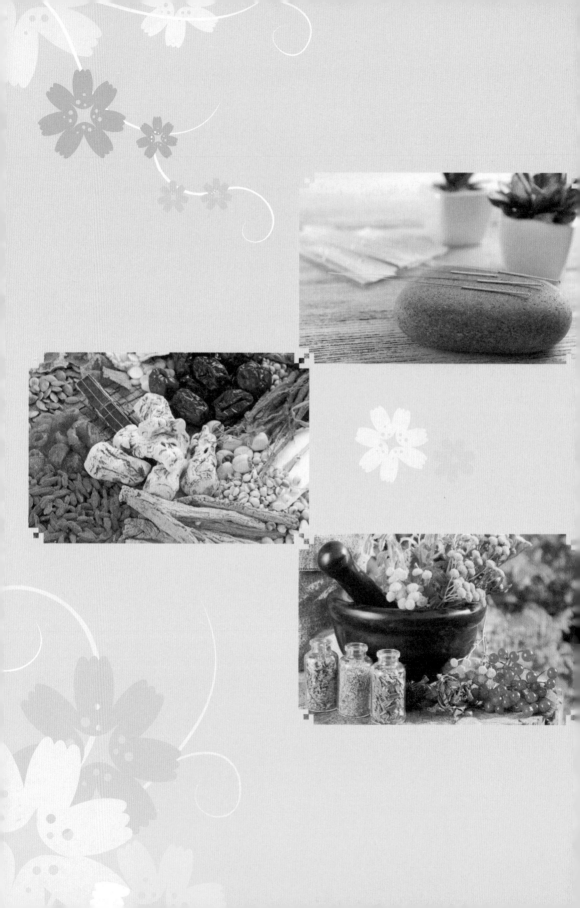

第四章

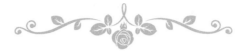

气血养生，懂点中医知识

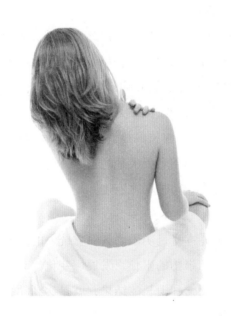

"阴阳者，天地之道也，万物之纲纪，变化之父母，生杀之本始，神明之府也。"

——《黄帝内经》

中医阴阳学说认为，世界本身是阴阳双方对立统一的结果。阴阳的运动决定着一切事物的生长、发展、变化、衰败和消亡。阴阳双方相互制约、彼此消长的结果，就是达到动态的平衡，称之为阴平阳秘。只有在"阴平阳秘"的状态下，才能保证身体的健康。

第一节
中医与女人的美

1. 阴阳与女人的美

阴阳，是中国古代的哲学概念。以此为基础形成的中医阴阳学说，是一门通过观察自然界运动变化的现象和规律，来探讨人体的生理功能和病理的变化，从而概括说明人体的机能活动、组织结构及其相互关系的学说。阴阳没有实体，它是一种抽象的概念性观念。《黄帝内经》这样概括阴阳："阴阳者，天地之道，万物之纲纪，变化之父母，生杀之本始，神明之府也"，"阴阳者，有名而无形"。

中医学认为，世界本身是阴阳二气对立统一的结果。阴阳的运动决定着一切事物的生长、发展、变化、衰败和消亡。阴阳双方相互制约和消长的结果，就是达到动态平衡，称之为阴平阳秘。

只有在"阴平阳秘"的状态下，才能保证身体健康，而健康的人体气血充盈、脏腑强健。只有这样，作为脏腑、气血体表"代言人"的毛发、肌肤方能丰茂、润泽。尤其是肌肤，这种状态下的肌肤看起来明润无瑕，没有斑、痘之忧，不存干枯、暗淡之患。

2. 经络与女人的美

经络，是人体经脉和络脉的总称。经，有路径之意，

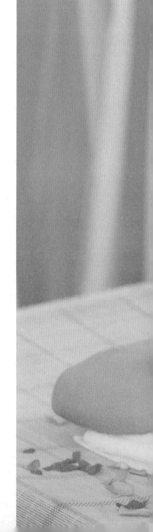

经脉贯通上下，沟通内外。络，有网络之意，络脉是经脉别出的分支，比经脉细小，纵横交错，遍布全身。《黄帝内经》记载："经脉者，人之所以生，病之所以成，人之所以治，病之所以起。"经络的生理功能主要表现为沟通表里上下，联系脏腑器官；通行气血，濡养脏腑组织；感应传导；调节脏腑器官的机能活动。由于经络具有运行气血、调节阴阳、滋养全身的作用，所以它能将胃从食物中摄取的营养运输分布到周身肌表，滋养周身，保证了肌肉、皮肤、毛发等组织维持正常的功能活动。这样人才会气血运行顺畅，皮肤营养充足，肤色红润，神采飞扬，美丽无双。

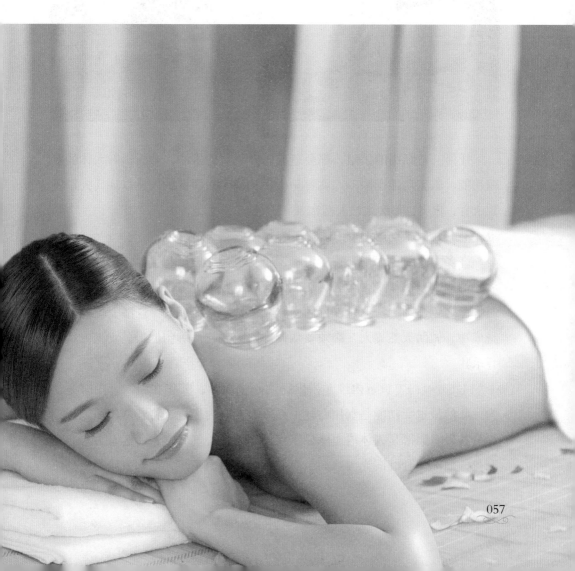

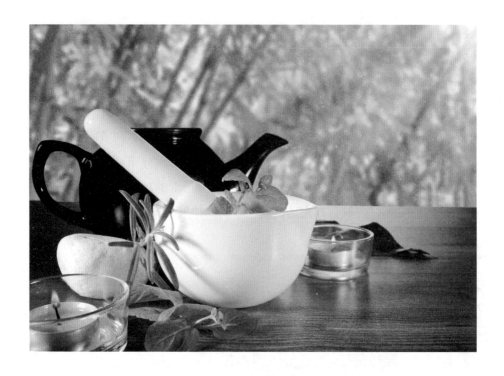

任何一条经络的瘀阻，都会造成体内气血的阻滞，进而影响人体的脏腑功能。脏腑功能受限，人就容易生病，一个病恹恹的人，以现代人审美观来看，再美也不会太讨人喜欢。

3. 五脏六腑与女人的美

许多女性面色无华、苍白晦暗、肌肤粗糙、斑点丛生，造成这些可怕后果的原因，往往是因为五脏功能失调。美容师可以借助化妆帮女性掩一时憔悴之色，却无法通过外用的保养品让她们素面朝天。这些女性想要塑身成功，做回天然美人，必须要从调理脏腑做起。脏腑健康，女人方可青春永驻。

（1）心：《黄帝内经》指出，"心主血脉，其华在面"。中医学认为，心的最主要功能是利用心气推动血液在脉内运行，将营养物质输送到周身各处。面部是人体内血脉最丰富的部位，心气旺盛，血运有力，心血充盈，面部就会红润光泽。如果心气不足，供血不足，面部皮肤得不到滋养，人的面色就会苍白晦滞或萎黄无华。

（2）肝：《黄帝内经》认为，肝的主要作用是主藏血，主疏泄，调节周身血流量并调畅全身气机。如果人体气血平和，包括面部在内的周身血液运行正常充足，则面色红润光泽。当肝疏泄失职时，人体气机不调，血行不畅，血液淤滞于面部，则人就会看起来面色发青或出现黄褐斑。肝血不足时，面部皮肤就会缺少血液滋养，导致面色无华，暗淡无光，双目干涩，视物不清。

（3）脾：《黄帝内经》视脾为"人体后天之本，气血生化之源"。若人的脾胃功能健运，人就会气血旺盛，面色红润，肌肤弹性良好。反之，脾失健运，人体气血津液供应不足，无法给颜面提供充足营养，则其人必精神委靡，面色淡白，萎黄不泽。

（4）肺：中医学认为，肺主皮毛，主一身之气，人体通过肺气的宣发和肃降，使气血、津液顺利地在包括面部在内的全身布散，濡养周身皮肤，面部方能明晰水润。因此，肺功能失常日久，气血不能顺利在周身，特别是在面部布散，就会表现为肌肤干燥，面容憔悴而苍白。

（5）肾：中医学认为，肾主藏精。人只有肾精充盈，肾气旺盛，五脏的功能才能正常运行，周身气血旺盛，滋养得当，容貌不衰。当人肾气虚衰时，肾精亦有虚损，就会因气血不旺、周身失养而致容颜黑暗，鬓发斑白，齿摇发落，未老先衰。

 第二节
认识阴阳

先来说说阴阳。

《素问·阴阳应象大论》的开篇即说："阴阳者，天地之道也，万物之纲纪，变化之父母，生杀之本始，神明之府也，治病必求于本。"《素问》的这段话对阴阳作了高度的浓缩和概括。中医养生，离不开天地，而阴阳是天地之道，是万物之纲领，是变化之父母，没有什么能逃过阴阳。我们探讨事物的变化，时间的变化，空间的变化，而导致这个变化的因素就是阴阳。

阴阳在我国古代也是一个哲学概念，在日常生活和自然界中普遍存在，如人有男女这一阴阳之分，天地互为阴阳，日月互为阴阳等。世界上任何事物都是具有相互对立的两个方面，这两方面既相互依存又相互对立，构成对立统一的关系，而正是这种对立统一的关系，构成了人、自然和整个世界。

笼统地讲，阴阳是事物相互对立统一的两个方面，它是自然界的规律，世界万物的纲领，事物变化的根源，事物产生、消灭的根本。

1. 阴阳存在于一切事物之中

阴阳是事物的两个方面，因此，阴阳首先应该存在于事物之中。阴阳运动是万事万物的运动观律。

中国古代哲学经典——《易经》告诉我们，阴阳运动是万事万物的运动规律。太极图就是阴阳运动哲理的缩影。

> 阳主热，阴主寒；阳主动，阴应静。
>
> 阳：凡是向阳光的、外向的、明亮的、上升的、温热的、永恒运动的，都属于阳。
>
> 阴：凡是背阳光的、内守的、晦暗的、下降的、寒冷的、相对静止的，都属于阴。

我们可以凭借阴阳对事物进行分类，例如按照阴阳，把人分为男性和女性，男性为阳，女性为阴；按照阴阳，把自然界分为天和地，天为阳，地为阴。

2. 阴阳相互统一

首先，阴阳是相互依存的，它是事物的两种不同的属性，不可分割，阴阳中的任何一方都不可以独立存在，都是以彼此为参照的。没有阳，也就没有什么阴；同样，没有阴，也就没有什么阳。例如，人是分男女的，如果只有女或者只有男，就不会有什么男女之分，生

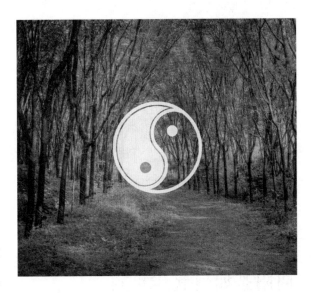

命将无法继续繁衍，整个人类世界则根本无法想象。其次，阴阳是可以相互转化的，阴阳具有一定的相对性，没有绝对的阴，也没有绝对的阳，两者可以转化。就拿人们常见的天气变化来讲，地面上的水为阴，水经过蒸发，化为云，云为阳；云受冷则会转化为雨，降落到地面，这样阳就转化为阴了。

3. 阴阳此消彼长

阴阳并非是静止不变的，而是持续处于一种运动状态，阳极则阴，阴极则阳；阳极则阴生，阴极则阳长。正是这种连续的运动，促进了事物的产生和消亡，推动世界不断向前发展。阴阳的运动并非是杂乱无章的，而是有规律可循的，它们之间是"此消彼长"的关系。一旦阴衰，则阳盛，同理，阴盛，则阳衰。阴阳之间虽然此消彼长，但是这种关系也有一定的度，阴阳之间是消长转化的关系，是互根互制的关系，是对立统一的关系，以求达到一种平衡状态，以保证事物处于正常状态。

总之，我们接触社会，接触自然，不论是动物还是植物，是有机物还是无机物，是宇宙还是银河，其整个生命的过程都是一个运动的过程，是

矛盾对立统一的过程，是一个由量变到质变的过程。在生存的活动中，是一个博弈的过程，说到底，就是一个生和杀的过程。然而，这个生杀的本始还是阴阳。另外，阴阳就是神明之府。神明是什么？神明就是思维，思维在人的生命中是重中之重。所以，这一条与人类自身的关系特别大。要谈治病求本的问题，现在人们都知道说：西医治标，中医治本。中医怎么治本？或者中医通过什么来治本呢？其实，这个本就是阴阳，还是要在阴阳里面寻求。阴阳就是这样一个关系到方方面面，最本始的东西，阴阳的变化是一切事物运动变化的根本。

第三节
阴阳是如何起作用的

在中医学理论体系中，处处体现着阴阳学说的思想，比如人体的组织结构、生理功能、疾病的发生发展规律等，都可以通过阴阳理论来指导实践。

1. 人体的阴阳体现对立统一

《素问·宝命全形论》曰："人生有形，不离阴阳。"人体组织结构上下、内外、表里、前后各部分之间，以及每一组织结构本身，虽然关系复杂，但都可用阴阳概括说明。

人体一切组织就大体部位来说，上部为阳，下部为阴；体表为阳，体内为阴；背为阳，腹胸为阴；外侧为阳，内侧为阴；在内脏中脏为阴，腑为阳；五脏中又各有阴阳所属，即心肺在上为阳，肝脾肾在下为阴。具体到每一脏腑，又有阴阳之分，如心有心阴、心阳之分，肾有肾阴、肾阳之分等等。

2. 用阴阳理论分析人体的生理功能

《素问·生气通天论》说："阴平阳秘，精神乃治；阴阳离决，精气乃绝。"人体的生理功能是阴阳两方保持对立统一协调关系的结果。人体的生理活动是以物质为基础的，没有物质的运动就无以产生生理功能，而生理活动的结果，又不断促进物质的新陈代谢。这种人体功能与物质的关系，就是阴阳相互依存、相互消长的关系。

阴与阳的相对动态平衡，保证了生命活动的正常进行。一旦阴阳不能相互为用而失调、分离，则产生疾病，甚至生命告终。

3. 用阴阳理论分析人体的健康状况以及治疗

阴阳的相对平衡，由于某种原因而遭到破坏，就会导致阴阳的偏盛或偏衰而发生疾病。疾病的过程多为邪正斗争的过程，其结果则引起机体的阴阳偏盛偏衰，所以无论疾病的病理变化如何复杂，都不外乎此。故《素问·阴阳应象大论》用"阴胜则阳病，阳胜则阴病。阳胜则热，阴胜则寒"，以说明阴阳偏盛的病理变化；《素问·调经论》指出："阳虚则外寒，阴虚则内热"，概括说明了阴阳偏衰的病理变化。当阴阳任何一方虚损到一定程度，根据阴阳互根的原理，必然导致另一方的不足，出现"阳损及阴""阴损及阳"，甚至"阴阳俱损"。

此外，在一定条件下，人体阴阳失调而出现的病理现象，还会各自向相反方向转化，即阳证可以转化为阴证，阴证可以转化为阳证。所谓"重寒则热，重热

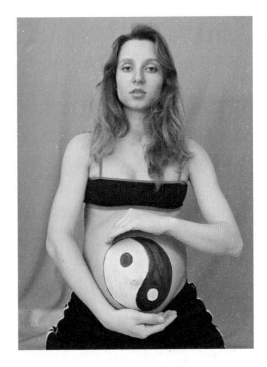

则寒"、"重阴必阳，重阳必阴"（《素问·阴阳应象大论》），就是这个意思。

阴阳失调是疾病发生发展的根本原因，因此调整阴阳，补其不足，泻其有余，恢复阴阳相对平衡，就是治疗的基本原则。正如《素问·至真要大论》所说："谨察阴阳所在而调之，以平为期。"

总之，治疗疾病就是根据病证的阴阳偏盛偏衰情况，确定治疗原则。并结合药物的阴阳属性和作用，选择相应的药物，以改善或恢复由疾病引起的阴阳失调现象，从而达到使其阴阳气血平调的治疗目的。

第四节
什么是五行

谈完阴阳，接着谈五行。

五行是人们根据水、火、金、木、土这五个事物的特征，将其逻辑化、抽象化、概括化，使其成为一种分析工具，对人自身、人与自然界进行分析。例如，认为水的性质寒润、下行，火具有阳热的特性，金具有坚韧有力的特征，木具有生发的特性，土具有生长的特点。于是人们根据五行的特征，把季节、气候、生长过程、五脏与五行联系起来。例如把木与春、火与夏、土与长夏、金与秋、水与冬联系起来；把木与生、火与长、土与化、金与收、水与藏联系起来；把木与风、火与暑、土与湿、金与燥、水与寒联系起来；把木与肝、火与心、土与脾、金与肺、水与肾联系起来。

五行描述了水、火、金、木、土这五种基本物质之间的关系。《尚书·大传》说："水、火者，百姓所饮食也；金、木者，百姓所兴作也；土者，万物之所滋生，是为人用。"《尚书·洪范》说："水曰润下，火曰炎上，木曰曲直，金曰从革，土爰稼穑。"由此可见，五行和人们的日常生活（例如饮食、耕作等）息息相关，而且五行也是一种哲学，是一种朴素的宇宙观。五行之间有三种关系：

1. 第一种关系：相克

在古代封建社会，甚至现代某些相对落后的地区，还流传着某类女性"克夫"或者孩子"克父"的说法。这种说法是没有科学道理的。但是"五行相克"却确有其说。"克"，顾名思义，就是克服、抑制的意思。"五行相克"指的是五行之间是相互克服、抑制的。五行相克，形成一个循环圈：木克土，土克水，水克火，火克金，金克木。五行之间中的任意一行，都是既可以克五行中的其他一种，也可以被五行中的另一种所克。

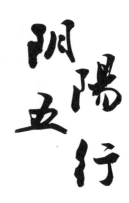

阴阳五行

阴阳平，
则天地和而人气宁；
阴阳逆，
则天地否而人气厥。

汉·华佗

《华氏中藏经》

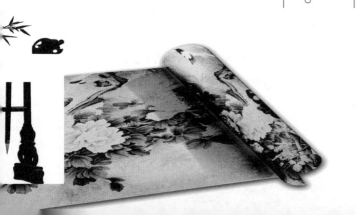

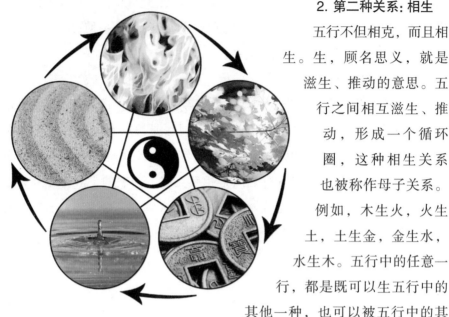

2. 第二种关系: 相生

五行不但相克, 而且相生。生, 顾名思义, 就是滋生、推动的意思。五行之间相互滋生、推动, 形成一个循环圈, 这种相生关系也被称作母子关系。例如, 木生火, 火生土, 土生金, 金生水, 水生木。五行中的任意一行, 都是既可以生五行中的其他一种, 也可以被五行中的其他一种所生。

3. 第三种关系：乘侮

乘, 指的是乘袭, 主要针对相克而言; 侮, 指的是欺侮, 主要针对相生而言。五行乘侮是一种不正常的状态, 主要是由于五行中一行过盛或虚弱造成的。例如, 如果木过盛, 而木克土, 则会抑制土, 即乘土, 而且还会欺侮克制自己的金; 如果木过于虚弱, 则会受到金的克制, 而受到土的欺侮。

在五行中, 相克相生被称作制化, 即制约、化生; 而乘侮是一种不正常的状态。

五行相生相克, 不只是五行相生, 也不只是五行相克, 而是五行相生相克, 是在脏腑传感力的作用下, 气的升、降、扩散、收敛与稳定, 如环无端, 周而复始, 缺一不可, 不偏不倚, 不可太过, 不可不及。这就是中庸之道, 这就是中医之理。所以五行生克制化, 与十二经络的《周易》是获取健康的最高境界。

五行学说和阴阳学说一样，不但是人们认识世界、改造世界的一种世界观和方法论，还是中医学的一个重要理论依据。至今，五行学说仍然被中医广泛应用。

 第五节

脏腑养气血，"五行"教你怎么做

在中医学里，一般用五行描述人体五脏系统（肝、心、脾、肺、肾）的功能和关系。五行相生相克，理解这一点，才能理解五脏六腑的辩证关系。

相生是指这一事物对另一事物有促进、助长和滋生的作用（为叙述方便，生者称为母，被生者称为子）。相克是指这一事物对另一事物的生长和功能具有抑制和制约的作用。相生和相克是自然界普遍存在的正常现象。无生则发育无由，无制则亢而为害。两者都很重要，不要觉得相生就好，相克就不好。巨人症就是生长缺少克制的病例。

相生相克，是不可分割的两个方面。没有生就没有事物的发生和成长；没有克，就不能保持事物发展变化的平衡与协调。

1. 五行相生

木生火：木性温暖，火隐伏其中，钻木而生火，所以木生火。

火生土：火灼热，所以能够焚烧木，木被焚烧后就变成灰烬，灰即土，所以火生土。

土生金：金需要隐藏在石里，依附着山，津润而生，聚土成山，有山必生石，所以土生金。

金生水：少阴之气（金气）温润流泽，金靠水生，销锻金也可变为水，所以金生水。

水生木：水温润而使树木生长出来，所以水生木。

2. 五行相克

金克木：金属铸造的割切工具可锯毁树木。（有矿的土地不长草）

木克土：树根吸收土中的营养，以补己用，树木就强壮了。如果土壤得不到补充，自然会被削弱。

土克水：土能防水。

水克火：火遇水便熄灭。

火克金：烈火能熔化金属。

3. 五脏的生理功能及五行属性

（1）心：心为神之居、血之主、脉之宗，在五行属火。生理功能：①主血脉；②主神志。心开窍于舌，在体合脉，其华在面，在志为喜，在液为汗。心与小肠为表里。

（2）肺：肺为魄之处、气之主，在五行属金。生理功能：①主气，司呼吸；②主宣发肃降；③通调水道；④朝百脉，主治节，辅心调节气血运行。肺上通喉咙，在体合皮，其华在毛，开窍于鼻，在志为忧，在液为涕。肺与大肠相表里。

（3）脾：脾为气血生化之源、后天之本，藏意，在五行属土。生理功能：①主运化；②主升清；③主统血。开窍于口，在体合肉，主四肢，其华在唇，在志为思，在液为涎。脾与胃相表里。

（4）肝：肝为魂之处，血之藏，筋之宗，在五行属木，主升主动。生理功能：①主疏泄；②主藏血。开窍于目，在体合筋，其华在爪，在志为怒，在液为泪。肝与胆相表里。

（5）肾：肾为先天之本，藏志，腰为肾之腑，在五行属水。生理功能：①藏精，主生长发育与生殖；②主水；③主纳气。在体为骨，主骨生髓，其华在发，开窍于耳及二阴，在志为恐，在液为唾。肾与膀胱相表里。

4. 五脏的相生相克

（1）相生关系：木生火，木材可做火的燃料。肝循环系统好，可以促进心循环系统正常运行。

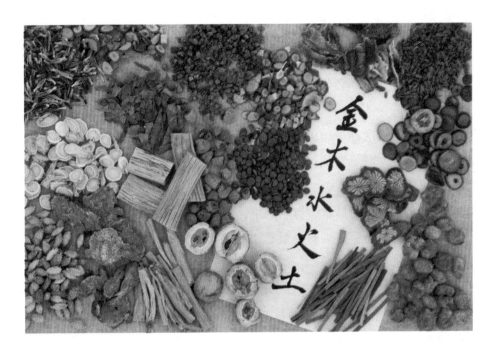

火生土，形象地用太阳对地面的照射，经亿年以上可化石为土作比喻。心循环系统好，可促进脾循环系统正常运行。

土生金，金属从土中而生。脾循环系统好，可以促进肺循环系统正常运行。

金生水，我们在自然界中可以看到，有石就有水。石头结构的山可以长树，因为岩缝可以使水升达到山顶。所以民间有"山有多高，水有多高"之说。而土结构的山不能长树，因为土克水，土阻止了水的上行，所以西北黄土高坡上光秃秃一片。石头中含有大量金属元素，古人把这种现象概括为金生水。肺循环系统良好，可促进肾循环系统正常运行。

水生木，树木生长要靠水。肾循环系统好，可促进肝循环系统正常运行。

（2）相克关系：水克火，水能灭火。肾循环系统不好，心循环系统逐渐进入异常状态，例如肾性心脏病等。但是，水不克火火会失控。

火克金，火可熔化金。心循环系统不好，肺循环系统就会逐渐进入异常状态，例如心肺衰竭等等。但是，火不克金，则金属无所用途。

金克木，金属可伤木。如果肺循环系统不好，则肝循环系统就会逐渐进入异常状态，例如肺阴虚引起的肝阳亢进等。但是金若不克木，木则疯长无序。

木克土，树的种子破土而出。如果肝循环系统不好，则脾循环系统就会逐渐进入异常状态，例如肝胃不和等。但是土如果没有草木的制约，又会沙漠化。

土克水，土能阻挡水运行。如果脾循环系统不好，则肾循环系统就会逐渐进入异常状态，例如脾虚引起的肾病等。但是土如果克不住水，水又会泛滥。

第六节
阴阳五行学说在减肥中的作用

阴阳五行学说与塑身有关系吗？有。实际上，不但有，而且关系还很大，"气血养生，从根塑身"的理论来源于阴阳五行。它能从根本上疏通经络，活血化瘀，扶正体内脏器的阴阳平衡，调整内分泌，达到健康塑身的目的。

原理：以中医学理论为指导，根据肥胖者的不同特点进行辨证施治，使经络疏通，气血调和，脏腑阴阳平衡，从而达到减肥目的。

（1）刺激作用：通过对局部产生一定的刺激，经络将刺激信息传入脂肪组织，令其分解、液化，加速脂肪分解，抑制脂肪合成而达到肌体的脂肪代谢平衡。

（2）药物作用：利用药物透过皮肤进入经脉血络，输布全身以发挥药理作用，从而加速脂肪的分解、液化、代谢，同时抑制脂肪的合成，因此达到减肥作用。

（3）增强血液及淋巴液的循环：通过疏通经络和脐疗药的作用，可使血液及淋巴液加速循环，从而将减肥过程中分解、液化的脂肪成分带走，通过汗腺、呼吸道、大小便等途径排出体外。

（4）调节内分泌，达到新陈代谢的平衡：调节内分泌在减肥过程中意义深远，许多肥胖者因种种原因造成不同程度的内分泌失调，通过减肥治疗后，他的激素代谢达到正常水平时，体重也很快会达到正常水平。

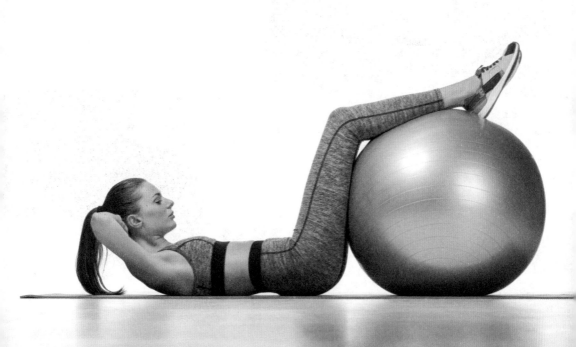

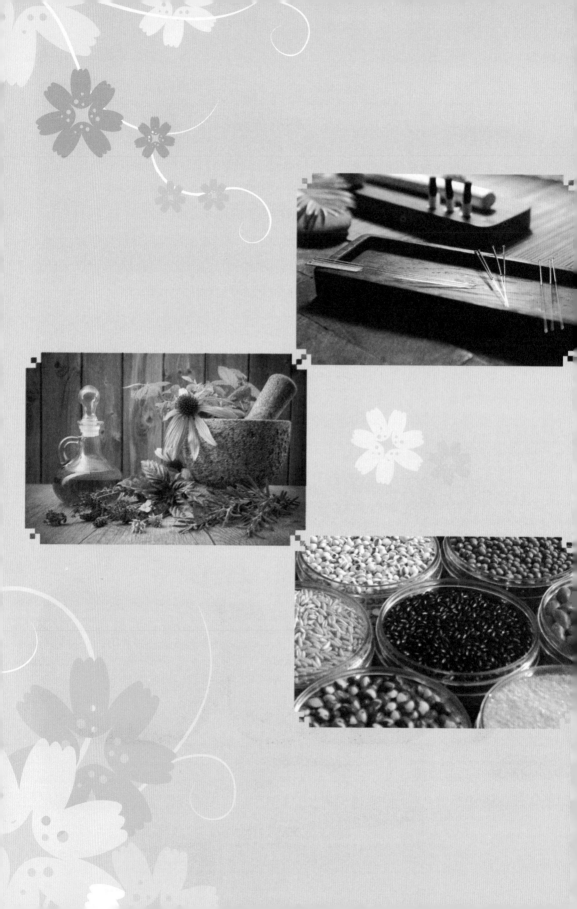

第五章

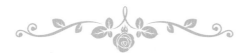

调气血，五脏是关键

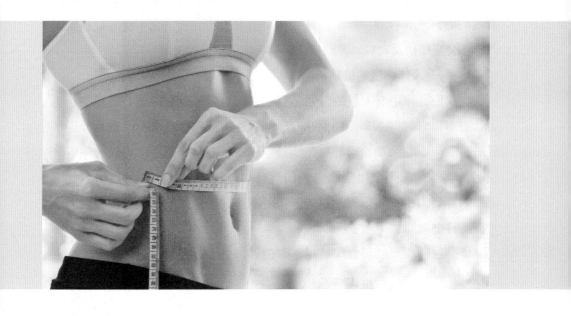

　　判断气血不足后，下一步就是调养。调养从哪里入手呢？首先要从调养五脏做起，因为五脏功能正常是气血通畅的先决条件。

第一节
女人以肝为先天，脏腑养气血肝当先

调气血，首先要调养肝。肝脏作为身体中重要的排毒器官，直接影响着我们的健康和容颜。肝脏不好除了会引发脂肪肝、消化不良等健康状况外，还会直接祸及美貌，导致皮肤粗糙、脸色暗沉等问题。

1. 肝是人体中气的梳理机

在我们身体中有大量的气在运行，它们主要通过自身的升降运动，负责让脏腑器官能够正常活动。在升降的过程中肝脏也会参与，这也验证了肝脏具有疏泄的功能。当肝气疏泄处于正常状态时，周身的血液会随着气的运行而运行，不会出现瘀滞的情况，由此脾中的气上升，胃中的气下降，对脾胃来说都有很大的益处。同时也有助于保持心情的舒畅，有助于水湿的排出。

但是这种疏泄必须要保持在正常的状态，不能超过一定的限度，如果过度的话，肝气就会过于旺盛，容易使肝气转化为肝火。肝火过旺则会导致肝脏受损。

另外，血的运行有赖于气的顺畅。"血随气行，周流不停"。血之源头在于气，气行则血行，气滞则血瘀。若肝失疏泄，气机不调，必然影响气血的运行。如气机阻滞，则气滞而血瘀，则可见胸胁刺痛，甚至痞积、肿块、痛经、闭经等。若气机逆乱，又可致血液不循常道而出血。所谓"血为气之配，气热则热，气寒则寒，气升则升，气降则降，气凝则凝，气滞则滞"。

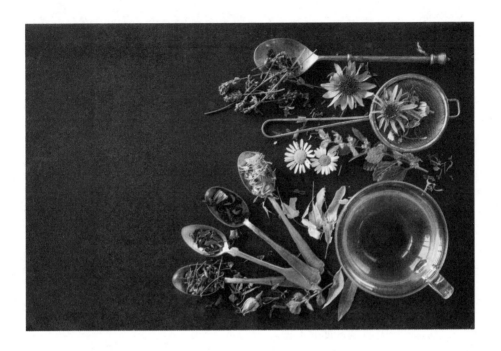

2. 肝调节全身之血

肝的另一个主要功能就是储藏人体血液，所以，也可以说肝脏是人体的血库，而且是一个有闸门的血库。中医学有"肝主血海"之称。血液来源于水谷精微，生化于脾而藏受于肝。肝内贮存一定的血液，既可以濡养自身，以制约肝的阳气而维持肝的阴阳平衡、气血和调，又可以防止出血。

当身体处于活动状态时，肝脏会排出血液，使其到达身体各个需要血液滋养的部位；当身体处于休息状态时，肝脏会将体内多余的血液收回进行储藏。只有肝脏储血功能正常时，人体的各个器官才能正常工作，眼睛才能看到东西，脚才能正常行走。

这是因为人的眼睛和筋脉都是依靠血液来滋养的，如果肝脏的储血量不足，眼睛和筋脉就不能很好地被血液滋养，吸收不到所需要的营养物质。在这样的情况下很容易出现视力下降、头晕、眼花、手脚发麻、四肢无力等症状，情况严重的还很有可能患中风。

肝脏所储藏的血液是有特定功用的，一部分为肝脏所用，另一部分则由其他脏腑器官共用。为肝脏自己所用的那部分，主要负责对肝脏进行滋养和维护，保证肝脏的受损细胞能正常的进行自我修复，为肝脏提供丰富的营养物质。而为其他脏腑器官所用的那部分，也同样负责滋养，提供器官所需要的营养物质，保证它们各项生理机能都能正常运行。脏腑器官都得到滋养，各项功能都能正常运行，身体的免疫力才会得到提高，才能有效抵抗病毒的入侵。

3. 养肝四穴位

下面给大家列出几条肝脏发出的报警信号，你可以对照来解读一下自己身体的健康状况。

①面色发黄，眼白也变成了微黄色。

②肋下胀痛、不适。

③疲倦，浑身乏力。

④恶心，厌油腻，食欲不振。

⑤口干，大便干燥或小便发黄。

⑥低烧，常伴有头晕耳鸣。

如果你有超过两个以上的症状，这就说明你的肝脏出现了异常，需要进行调养和治疗了。在这里向大家推荐一种刺激穴位法，可以用来养护肝脏和治疗肝脏疾病。人体中有三个穴位是调节肝脏功能的，它们是期门穴、曲泉穴、行间穴。如果你的肝脏没有什么问题，也可以通过刺激这几个穴位来养护自己的肝脏，具体操作方法如下：

期门穴是肝经的募穴，肝经的气血在这里汇集，因此，适度地刺激期门穴，就等于是在疏通肝经。期门穴与人体的巨阙穴是平齐的，巨阙穴在心窝上

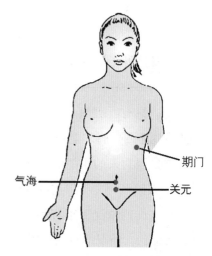

穴位图：**期门穴**

期门

气海

关元

端，从人体左右肋骨相交之处起，往下两指宽处，找到巨阙穴后，从双乳头往下各引一条直线，再在直线上找到与巨阙穴同样高度的一点，就是期门穴。用手指按压这个穴位5分钟，对肝脏很有好处。

曲泉穴是调节由肝虚引起的一系列症状（例如听觉减退、胸闷气短、视物不明、易发高烧、多咳多痰、多出虚汗）的穴位。曲泉穴的位置在膝盖附近，当你屈膝时，膝内侧横纹上方的凹陷处即是此穴。我们要坚持每天按摩此穴5分钟，不久后你会发现自己的面色红润了，肝脏的功能也增强了。

行间穴位于足背侧，大脚趾和第二趾合缝后方，赤白肉分界的凹陷中，稍微靠大脚趾边缘。一些患有肝硬化、脂肪肝或者酒精肝的朋友，最好采用艾灸的疗法刺激这一穴位，那就是用艾条灸此穴15～20分钟，每天一次。艾条燃出的烟是没有毒的，读者朋友们可以放心使用。

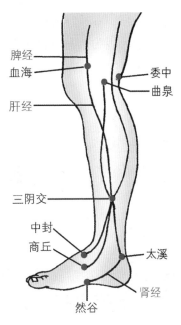

穴位图：曲泉穴

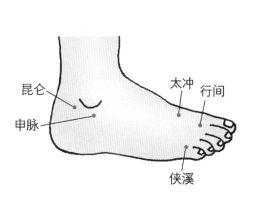

穴位图：行间穴

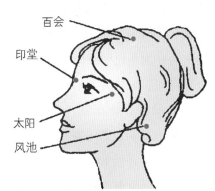

穴位图：太阳穴

另外，经常对太阳穴进行按摩，可以抑制过于旺盛的肝气。如果在按摩的过程中，穴位有明显刺痛感的话则证明肝火过于旺盛，所以要坚持长期按摩。因为，只有去除肝火，人的睡眠质量和饮食情况才会得到改善，情绪才会逐渐平和。

第二节
心气顺了，女性之美才能形神兼备

　　调养气血，除了调养肝脏之外，还要养心。特别是对于女性来说，养心尤为重要。

　　心能主血，心脏所主之血为"心血"，它能够参与人体的血液循环，为各组织器官提供营养。《黄帝内经》说："心主血脉，其华在面。"面部则是血脉最为丰富之地，所以心的状况会直接反映在头面部。心血充足，则面色红润光泽；心血不足，则面色苍白无华。而当心血瘀阻、血行不畅时，脸面便会呈现青紫状态，出现色素、黄褐斑等。当心火过旺，除了面色潮红外，额头上会起很多痘痘。所以为什么有人面色总那么苍白，有人老在为面色潮红而烦恼？根源在于你没把心调养好。

　　同时，心血还是神志活动的物质基础。正所谓"物质基础决定上层建筑"，只有心血充盛，心神才能得养，神志活动才能正常。如果心血不足，那么就会出现心神失养的状况，表现为失眠、多梦、健忘等等。并且心血不足，还会影响女性的情绪。有些女性发现自己的脾气越来越大，往日的端庄形象再也不见了，这可能就和心有关。

　　中医学认为，"烦躁生心火"，心火过旺，就会灼伤心阴，造成心血不足。所以女性在平时还要注意控制情绪。《黄帝内经》有这么一句话：

"恬惔虚无，真气从之，精神内守，病安从来？"意思就是要人们做到心无杂念、安静闲适、平心静气，这时候外邪便不会来犯，疾病自然也不会侵扰。对待烦躁情绪也是一样的，倘若自己能够在刚刚察觉烦躁情绪的时候就调整好心态，平心静气地投入到另外一件令自己愉悦的事中去，做到内无所忧，外无所扰。这个时候，心阴得养，心神自然就慢慢平息下来，烦躁情绪也会随之减轻直至消失。这就是为什么往往在感觉自己有些烦躁的时候，如果没有开解的办法或是再遇上什么令人烦恼的事，烦躁情绪就越来越严重，而如果看看亮丽怡人的风景或是给自己一点心理暗示，心情就会渐渐得以平复。

在心情烦躁的时候，你可以听听轻音乐，细细地感受嘈杂的现实背后那宁静的一面，又或者出去散散步，放松一下自己的心情。我这里再给女性朋友推荐一些养心功法，效果非常好。

1. 双手握拳

端坐或站立，双手紧握拳头，然后慢慢放开。连续10次。

具有调节气血的作用，随呼吸而用力，对于调气息及血液循环有好处。而当用力握拳时，可以起到按摩掌心劳宫穴的作用，具有养心的功效。

2. 上举

端坐，以左手按于右腕上，两手同时举过头顶，调匀呼吸。呼气时，双手用力上举，如托重物；吸气时放松。如此做10～15次后，左右手交换，再做一遍，动作如前。

可以疏通经络，行气活血，活动上肢肌肉关节。

3. 手足争力

端坐，十指交叉相握，右腿屈膝，踏于两手掌中，手、脚稍稍用力相争。然后放松，换左腿，动作如前，可交替做6次。

可以去心胸间风邪诸疾，宽胸理气，亦有活动四肢筋骨的作用。

4. 闭目吞津

端坐，两臂自然下垂，置于股上，双目微闭，调匀呼吸，口微闭，如此静坐片刻，待口中津液较多时，便将其吞咽，可连续吞咽3次。然后，上下牙叩动（即叩齿）10~15次。

可以养心安神，固齿，健脾。

5. 闭目转舌

坐在椅子上，先闭目养神几分钟，然后做伸缩舌头的运动，一伸一缩为一次，共进行10次；做完后，再让你的舌头进行左右摆动，也是进行10次。

用舌头在口腔内画圆，先按照顺时针方向画，再按照逆时针方向画，各进行10次。

不少人肯定不解：心脏不好练习舌头有什么用？中医认为"心开窍于舌"，我们有心脏病都会最先反映在舌头上。因此通过舌头保健操可以良性刺激心脏，使其保持最佳状态。

 第三节

肺气足，不但气血足，而且皮肤好

肺气不足直接关系全身气血，所以，养气先养肺！

传统医学认为，肺主一身之气，它有两个功效，就是"宣发"和"肃降"。平常吃下的食物要经过肠胃的消化，转化成水谷精微等物质。这些物质需在肺气的推动下输布全身，去供养脏腑及全身的皮毛。

《黄帝内经》说"肺主皮毛"。皮毛就是我们的皮肤和毛孔，也就是说我们的皮肤和毛孔是由肺来主导的，因此如果肺气虚弱，其"宣发"和"肃降"功能就会失调，那么人体的津液和气血就不能到达皮肤而滋养皮肤。有些女性朋友脸色苍白，或萎黄憔悴没有光泽，或色素沉着、皮肤粗糙、毛孔大等都是因为肺气虚造成的。

知道了肺和皮毛的关系，在养生保健中就要从两个方面注意。一方面，肺不好，常年咳喘的病人，除了要注意戒烟，少到空气污染的地方活动，还要防风保暖等。因为风邪易侵袭皮肤，接着还会伤害肺，而肺功能不好，反过来皮肤就更容易受伤害。

除此之外，肺还主持着人体的水液代谢，通调水道，就像自然界的河流由高到低流动一样，肺就相当于人体高处的水源，在气的推动下，水液向皮表四周与人体五脏六腑流动。肺气不足，皮肤就得不到水分滋养，枯黄，无光泽。

有条件的女性朋友还可以做一些简单的运动，以提升肺的功能。

1. 耐久跑

注意要坚持跑步跑和呼吸配合，距离适当，强度不宜大。跑步简单方便，不受季节影响，四季都能进行锻炼。首先是慢跑，然后可以进阶为变速跑，当然运行要适量。

2. 扩胸运动

做扩胸运动有个好处就是有效防止肺活量下降。每天可以分早晚两次做，每次可以做五十个左右，相信时间一长你会明显的感觉肺活量有增加。

3. 游泳

游泳时人的胸部要承受很大的压力，再加上冷水刺激肌肉紧缩，会使

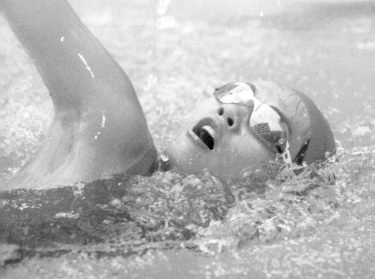

人觉得呼吸困难，迫使人用力呼吸，加大呼吸深度，这样吸入的氧气量才能满足机体的需求。游泳促使人呼吸肌发达，胸围增大，肺活量增加，而且吸气时肺泡开放更多，换气顺畅，对健康极为有利。

除了运动，开怀大笑也是一个养肺的好方法。因为肺主悲忧，如果心情过于悲观，可以导致肺气郁滞，进一步伤害肺脏的正气，从而引起肺气不足。而中医认为，忧为肺志，喜为心志，因火能克金，而肺属金，心属火，所以可用心之志——"喜"来治疗肺之志——"忧"引起的各种疾患。在日常生活中，当你觉得自己过于悲伤时，不妨想一些能让你高兴快乐的人和事，或者做一些愉快的活动，如唱歌跳舞，看电影，看喜剧小品等。

除了以上方法外，在这里给大家推荐一种能从根本上祛除肺部不适的方法，那就是每天坚持按摩肺经。

所谓肺经，是指以肺为中心，连接胸、手掌和拇指的经脉。如果你感觉到自己的呼吸系统受到了伤害，那么你就应该寻找位于肺经上的各个穴位，并对它们进行刺激，使气血通畅，迅速恢复身体健康。

肺经的穴位主治呼吸系统和本经脉所经过部位的病症，例如咳嗽、哮喘、咳痰、胸闷、胸痛和咽喉肿痛等。对于肺经上的穴位，我们应该重点按摩鱼际穴，它对缓解哮喘很有效。按摩的时候，我们只需要轻轻地按揉就可以了。鱼际穴位于手掌大拇指侧，肌肉隆起的边沿，按摩此穴可以理气、清肺、利咽，主治肺热以及肺热引起的一系列不适症状。

另外，太渊穴和经渠穴对于治疗肺

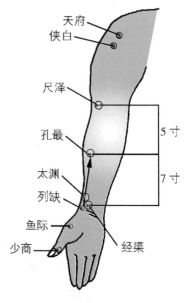

穴位图：经渠穴　鱼际穴　太渊穴

病也有很大的疗效。假如你总是觉得心虚气短，那么你就可以尝试点揉太渊穴，因为此穴为肺经原穴，补气效果极佳；而经渠穴中，经渠意为肺经经水流经的渠道，那么按摩经渠穴就可以调整肺经，从而达到调理肺的作用。其具体的按摩方法是：用大拇指沿顺时针方向按鱼际穴10分钟，然后再沿太渊穴向经渠穴方向按摩5分钟。长期坚持下去，你会发现，你的肺部变得越来越健康了！

第四节
脾好胃好，是健康美丽的根本

> 《黄帝内经》说，脾胃是"后天之本""生化之源"。后天有了脾胃的滋养，人才能长得好，长得美。所以，养气血，少不了养脾胃。

脾为气血生化之源，不但能生化气血，还可以将生化的气血运送到身体各处，这就是脾的运化作用。

脾的运化功能包括运化水谷（各种饮食物）和运化水液两个方面。运化水谷就是说脾负责对食物中的营养物质进行消化、吸收，再运送到全身的器官组织。这样才能发挥食物的营养作用。运化水液是说脾对人体的水液有吸收、转输和布散的功能，也就是说脾还负责对水分进行吸收，并运送到全身的器官组织，发挥濡养、滋润的作用。

脾虚后运化功能失效，那么女性的身体得不到气血的滋养，就容易出现消瘦、身疲力乏等问题。这样你给人的感觉就是整个人没有精神。

除了能生化气血，脾还可以统血，也就是说脾对血液有控制的作用，能让血循经运行不至溢于脉外。所以只要脾气充足，则血液运行就规律。

若脾气虚弱，气不摄血而溢于脉外，这就是我们常说的"脾不统血"，而中医认为，女性以血为本。如果女性朋友经常出现月经过多、崩漏、便血等症状的话，那身体就会缺血，接着引发一系列的"面子"问题。

有些女性想增肥，但是有些女性怎么吃体重都上不去，用现在的话说就是一个"瘦竹竿"。其实这个也和脾有关。因脾能运化"水谷精微"，而这些营养正是用于人体的肌肉和四肢。因此，脾气健运，则身体的营养充足，四肢就充满活力。反之，如果脾气衰弱，你的肌肉和四肢就不能很好地吸收营养。如果你的四肢消瘦而且乏力，多半是脾不好。虽然这样的女性在艺术家眼里有所谓的骨感美，但是恐怕现实中没有多少男性会喜欢和这样的女性谈恋爱。

所以，补血要养脾。而脾和胃相互表里，身体的许多功能都需要脾胃的共同协作才能完成，因此在养脾的时候一定不要忘了养胃。

1. 脾胃的食补

想要养好脾胃，第一件事就是要注意饮食有节，要按时吃饭，不挑

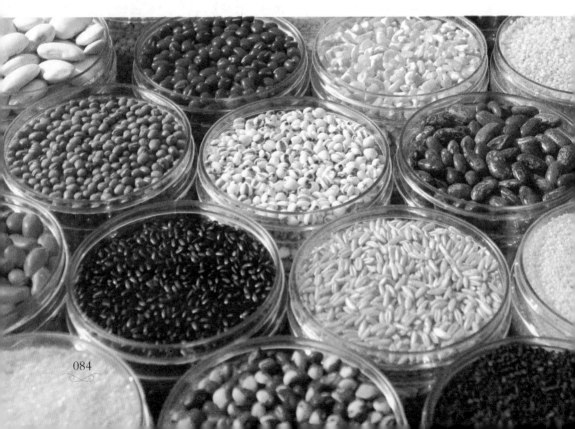

食、不厌食，并且不要吃的太饱，做到"饭吃七分饱"就可以了。

饮食还需忌生冷、辛辣食物，因生冷一旦进入胃中，胃对血液需求量增长，机体只得变更全身各处血液到胃增援，给胃制造热量升温，与此同时，冷气淤积于体内，脾胃气血大失，还会导致心、肺气血尽失，使得全身气血不足、免疫力下降，而辛辣食物则会使脾胃过热，易出现嘴唇红肿、皲裂。

最后，健脾要除湿，特别是"长夏"。中医学认为"脾与长夏相应"，长夏就是农历六月，雨水较多，湿气重。而脾的特性是喜燥而恶湿，所以长夏时要特别注意预防湿邪入体。这个时间不要淋雨涉水，更不要吃较油腻的食物。

像茯苓、山药、薏米、莲子等食物，都有健运脾气的作用，能帮助清除体内的湿气。除了这些食物外，还可以多吃一些豆类。像绿豆具有清热除湿的作用。长夏时节，除了湿气较重外，此时"秋老虎"的威力也不可小觑，所以在除湿的同时，还要注意清热，绿豆便具有清热除湿双重功效，适合此时食用。白扁豆、四季豆都是常见蔬菜，两者健脾化湿的作用是极强的。赤小豆也具有利水除湿作用，同时还能消肿解毒、养护心脏。黄豆，从外表看，它是黄色的，中医学五行上有着"黄色入脾"一说，所以黄豆能健脾利湿，同时还有益血补虚作用。豌豆，不仅能健脾，还能补肾。青豆能健脾宽中、润燥消水。这些豆类都可以熬成粥或炒熟后当作零食食用。如果选择用花疗，木槿花、木棉花都具有清热利湿功效，便是不错的选择。

2. 脾的情志养生

中医学认为"忧思伤脾"，当忧思时，在大脑额叶、杏仁核神经传导路径上的传导物质减少，脾胃激素也随之下降，进而影响脾胃的消化功能和调节功能。根据中医学五行学说，将忧与思合二为一，同属于脾、脏的情绪。一般认为，忧、思是人类的正常情绪之一，对人体并没有不良影响。但是，若过忧，不仅损伤肺气，也会波及脾气而影响食欲。《灵枢·本神》说：

"愁忧者，气闭塞而不行"。若过思，精神受到一定影响，思维也就变得紊乱了，就会出现失眠多梦、神经衰弱等诸多病症。中医学认为，过思则伤脾，脾伤则吃饭不香，睡眠不佳，日久则气结不畅，百病随之而起。

脾的保养保健重点在于避免思虑过多，要劳逸结合。工作时就认真工作，工作之外要放松自己，不要再想工作中的问题。生活中的很多问题都要顺其自然，不能做到的事不要强求。

3. 脾胃的穴位养生

《扁鹊心书》记载："人于无病时，长灸关元穴、命门穴、气海穴、中脘穴……虽未得长生亦可保百年命矣。"也就是说，关元穴、命门穴、气海穴、中脘穴是温补脾肾、扶养正气的要穴。每天对4个穴位艾灸10～20分钟，以皮肤发红为宜，可强壮元阳、理脾和胃，增强抗病能力。另外，脾俞穴、足三里穴也是脾胃养生之大穴，可以每天按摩几分钟，必有效果。

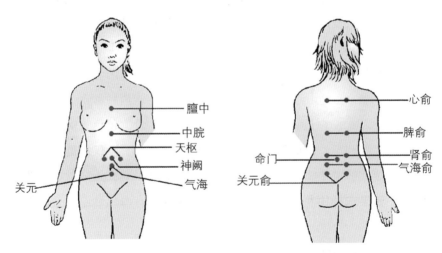

膻中　中脘　天枢　神阙　气海　关元

心俞　脾俞　肾俞　气海俞　命门　关元俞

穴位图：关元穴　命门穴　气海穴　中脘穴

（1）关元穴：是元气出入的关卡，具有培元固本、补益下焦之功，凡元气亏损均可使用。它位于下腹部，前正中线上，脐下3寸。

（2）气海穴：是阴中之阳、元气之海，有升发阳气之功。它位于下腹部，前正中线上，脐下1.5寸。

（3）中脘穴：调养脾胃，位于上腹部，前正中线上，脐上4寸。

（4）命门穴：是人体的生命之门，具有温煦、推动五脏六腑之阳气的作用，位于第二腰椎下两肾俞之间。

（5）脾俞穴：脾俞穴在人体的背部第11胸椎棘突下，左右旁开1.5寸处，按摩此穴可以健脾胃，利湿升清。按摩时双手握拳，将拳背第2、3掌指关节放在背部脾俞穴处，每天按摩至少两次，每次不低于3分钟，力度适中。

（6）足三里穴：足三里穴位于外膝眼下四横指、胫骨边缘。在寻找穴位时，沿着小腿的外侧从下往上，你会在膝盖骨下面摸到一凸块，这是胫骨外侧髁，由此再向外，斜下方一点之处，还有另一凸块，这是腓骨小头。这两块凸骨以线连结，以此线为底边向下做一个等边三角形，这个等边三角形的顶点就是足三里穴。坚持每天晚饭后按摩这个穴位，每次按揉3分钟左右，力度由轻到重。

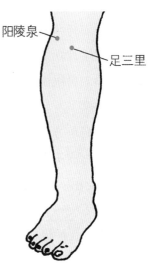

穴位图：足三里穴

 ## 第五节

女人养气血，也要养肾

爱美是女人的天性，追求美也成了许多女人一生孜孜不倦的事业。但是不可否认的是，随着时间的流逝，容颜终将在岁月的侵蚀下逐渐风化。而我们能做的就是，尽可能地减少岁月留下的痕迹。如何才能做到呢？最有效的方法，便是补肾。

女子以血为本，以气为用，气血是女性一生中经、带、孕、产、乳等生理现象的物质基础。肾脏是主藏精的，它受五脏六腑的精气而藏之。而精与血是可以互化的，精得血而能充，血得精而能旺，两者共同维持人体正常的生命活动。精能生血，血能化精，所以古人又称之为"精血同源"。这其实就是中医学常说的"肝肾同源"。因为肝藏血，肾藏精，肝血的生成，有赖于肾中精气的滋助，而肾中精气的封藏，又要依靠肝血的滋养。在病理上，精血之间也是相互影响的。如果肝血不足，会引起肾精的亏损，而肾精的亏损也必然会导致肝血不足。所以，只有肾精充足，女子的各项生理功能才能正常，容颜才能不衰。女性一旦肾虚，很容易出现脸色暗黑、黑眼圈等美丽容颜的"杀手"。肾脏可以说是女人一生健康美丽的发动机。

在我们东方人的传统审美观念中，一头丝滑如瀑的青丝似乎永远是不倒的风景。而头发的秀丽与否，也与肾有着很大的关系。虽然头发的营养来自于血，但是头发的生机，则根源于肾脏。《素问·六节脏象论》中记载："肾者……其华在发。"肾虚，会使发根生长的"基地"不够稳固，导致头发生长稀疏、枯萎。而肾精充足人，往往头发更黑亮、浓密。

另外，中医学家朱丹溪在其所著的《丹溪心法·十二正经》中讲到，如果足少阴肾经不通或肾气不足，那么此人便会"面如漆，眇中清，面黑如炭。"所以，要想达到理想的美容效果，当务之急便是补肾。

我国古代中医学家在实践经验的基础上，得出了这样一个结论："凡子皆实。"意思是说，种子有着让肾精填满的作用。像菟丝子、覆盆子等能够温补肾阳，枸杞子、五味子有滋补肾阴的作用，都是很好的补肾食物。肾阴虚的人，最大的特点是怕热，肾阳虚的人，则是怕冷了。大家可以针对自己的症状，多吃补肾的食物，以肾阳肾阴不虚，保持阴阳的平衡，才能为容颜打下坚实的基础。

肾的穴位养生介绍如下：

穴位按摩是以中医学理论为基础的保健按摩；以经络穴位按摩为主，其手法渗透力强，可以放松肌肉、解除疲劳、调节人体机能，具有提高人体免疫能力、疏通经络、平衡阴阳、延年益寿之功效。

（1）擦胁部：两手掌分别紧贴两侧胁部，由外上向内下方斜擦。此法具有温补脾肾的功效。

（2）搓腰：两手掌根紧按腰部脊柱两侧，上下用力擦动，动作要快速有劲，配合腰部活动，以腰部发热为度。搓腰法有壮腰健肾作用。如同时按摩两侧胁肋部，谓之"运动水土法"。"水"指肾，"土"指脾，具有加强脾肾两脏功能的作用。

（3）捶骶：手握空拳，敲打骶部，两拳交替，一起一落，用劲轻重适当，灵巧而有节奏。因骶部正中一线为督脉的起始段，捶之可振奋督脉的阳气。

（4）擦足：屈膝盘腿，将一手靠小指一侧的手掌部，反复摩擦对侧一足的内侧面或底部。一般从内踝的后方开始，经内踝向下，斜行至脚掌心，来回摩擦。因"湿从足入、寒从脚起"，上述按摩部位是足少阴肾经的一部分，常行擦足之法，可促进肾气流动，精气充溢，既能温肾壮阳，祛除寒湿之邪，又能引热下行、导火泄降，此乃"引火归原"法。

（5）按摩穴位：按摩的具体操作就是按摩太溪穴，太溪穴是足少阴肾经的原穴，足少阴肾经的经气都会经过此穴。所谓"太"就是大的意思，"溪"就是溪流，太溪意思就是肾经上最大的溪流。那么太溪穴在人体的什么地方

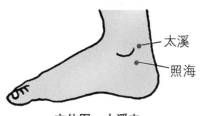

穴位图：太溪穴

呢？太溪穴的位置很好找，它就在足内侧，贴着脚踝后面，位于内踝尖和跟腱之间的凹陷处。按摩的时候，要用对侧手（左手按右脚处的太溪穴，右手按左脚处的太溪穴）的拇指按揉此穴。左侧腰痛就按摩左侧太溪穴，相对应地，右侧腰痛就按摩右侧太溪穴，这样补肾才可以补到根源上，效果才会明显和持久。

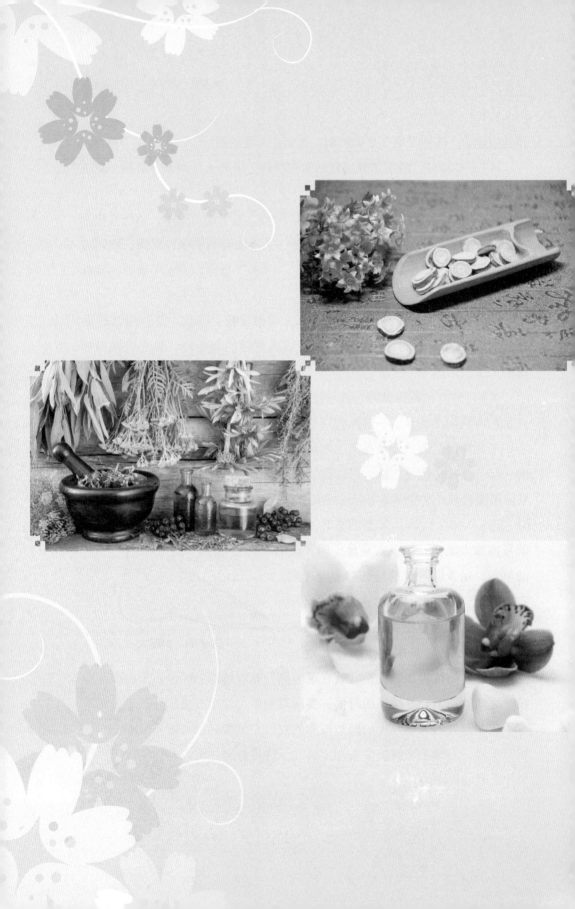

第六章

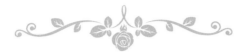

不同体质怎么补气通血

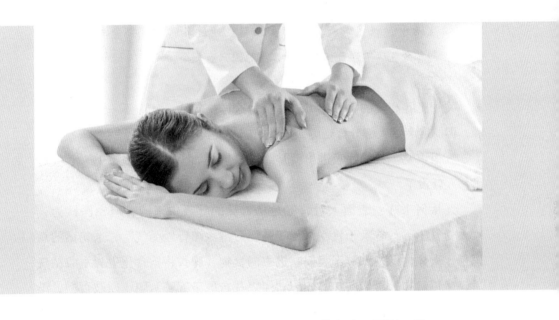

　　补气血，不同体质的人，得用不同的方法。否则，就会出大乱子。举个最常见的例子，人参是个好东西，但却不能随便吃。有的人吃了大补，有的人吃了不但起不到补的作用，反而有害身体。为什么？就在于体质不同。所以，塑身中的女性朋友，有必要对此多加了解。

第一节

气虚的肥胖女性，塑身困难知多少

> 生活中，很多身材虚胖的女性朋友通过各种方式拼命减肥，塑身，却怎么也达不到目标。为什么？原因只有一个，没有从气血入手。

关于肥胖和气的关系，可以总结为这样一句话：气虚不一定会导致肥胖，但肥胖者绝大部分都是虚。这里的虚主要指的是气。

气很重要。人的呼吸进出就是靠一口气，如果这口气提不上来，气短了，人就没了。

气从何来呢？表面上看，气是从口鼻的呼吸中来的，但中医认为，"人受气于谷，谷入于胃，以传于肺，五藏六腑皆以受气"，这句话的意思是，人体内的气来源于我们吃进去的食物，脾胃将饮食化生为水谷精气后，又传给肺，再借助肺的输布功能将其布散于五脏六腑、四肢百骸，维持人体正常的生命活动，所以说"脾是生气之源""肺是主气之枢"。脾肺相对不足的人，容易出现气虚。

生活中，如果一个人的气长期处于低下的一种状态，就是气虚体质。

1. 气虚体质的常见症状

（1）容易感冒：人体的肌肤表层中分布着一层卫气，卫是卫兵、守卫的意思，它就相当于人体的卫兵，能抵挡外界邪气的入侵，保卫人体的安全。这层卫气是由肺输布而成。肺气虚弱，卫气不固，人体抵御外邪的能力减弱，邪气入侵，感冒便产生了。

（2）体倦乏力：脾主四肢和肌肉，脾气一旦亏虚，四肢肌肉失于气血濡养，则松弛无力，人体就会出现疲劳、倦怠、慵懒，说话声音特别轻，有气无力。

（3）说话无力：气虚体质的人说话声音特别轻，有气无力，如果让他说快一些，往往会上气不接下气。

对于气虚体质如何来调理呢？虽说气虚体质主要是由脾肺不足所引起，但脾气虚弱是关键因素。为何这么说呢？中医五行上说，土生金。脾属土，肺属金，脾土是肺金之母，因此，脾虚占主导地位，是气虚体质的"软肋"，所以气虚体质的调理，还在于补脾。

2. 女性朋友塑身要多存"气"

"劳则气耗"，过度地操劳会加剧气的损耗。人的身体好比是银行，气就相当于银行里的存款，如果你一味地大肆挥霍，而不续存，存款终将会所剩无几。气损耗太过，越来越少，人的生命也就到了尽头。

对于志在塑身的女性朋友来说，更要注意"气"的养护，锻炼与玩乐须有度，不能随意透支。

有人或许会说，那我每天躺着，是不是就不消耗了？大错特错。黄帝内经上说，久卧也是伤气的。如果你总是躺着，气就无法正常舒展，造成气运行逐渐变慢，最先受损的就是脾，脾胃变弱，气的生成就会减少，又会伤到气，如此恶性循环，身体必然每况愈下。最好的方式是既运动，同时又不过量。在消耗的同时，适量存入一些，如此这般，才能细水长流。

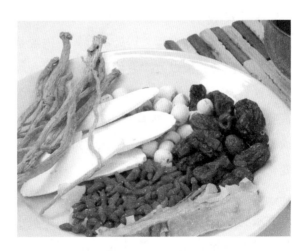

第二节
湿重的女人脾虚体形差

> 有的女性每天节食，甚至断食，但身上的赘肉还是不停的疯长。看着自己的腰部长成了一个"游泳圈"，她们怎么能不着急呢。其实，这种情况和脾气虚有关。不解决这个问题，塑身是成功不了的。

中医学认为，脾主运化，脾虚的人水谷精微无法输布全身，堆积起来就是赘肉，而脾位于中焦，所以赘肉最先开始的地方就是腰腹部，接着就是大腿，而这两个地方刚好最能展示女性的线条美，所以女性对此都很苦恼。

但中医并不将赘肉看做是脂肪，而是认为它是痰湿。这里的痰和我们平时见到的痰有些不同，堆积在肚子里的痰是脾虚后不能运化水湿，水湿堆积在体内产生的一种聚集物。

对于人体来说，"湿"有两方面来源，即内湿和外湿，外湿指空气潮湿、环境潮湿，如淋雨、居处潮湿等，内湿是指消化系统运作失调，对水在体内的流动失控以致津液停聚，或因饮食水分过多，或因饮酒、乳酪、生冷饮料，而使体内津液聚停而形成内湿。但无论是内湿还是外湿都会伤害脾，而脾的一个功能就是运化水湿。中医认为："湿聚为水，积水成饮，饮凝成痰"。脾虚后水湿积聚过多就会变成饮，饮聚集久了，慢慢会变化成痰，进而形成痰湿体质。

痰湿具有流动的特点，它会随着气到处流窜。痰湿停留在肝脏，便会形成脂肪肝。泛溢于肌肤、肌肉，肌肉中被水液充满，面部、四肢也会浮肿、臃肿。所以痰湿严重的人，往往看上去十分肥胖，但这种肥胖是虚胖，是痰湿充斥在皮肤间造成的。此外，痰湿流窜还容易引起月经不调、白带增多、腰痛、头痛、颈椎病等。而因为脾胃在人体的中焦，也就是腹部，所以痰湿最先表现出的一个部位就是腹部，也就是大腹便便。

因此，要想塑身成功，改变臃肿的形象，必须要健脾除湿、益气补中。

有些女性爱吃零食，这也是导致一身赘肉的原因，因此你要戒掉爱吃零食的习惯。零食的脂肪含量高，多食易导致肥胖，比如硬果类食物含油多，开心果、腰果、薯片、膨化食品含淀粉多，糖果、干果、果脯、甜饮料含糖多，牛肉干、鱼片含蛋白质多，产生的能量消耗不了，就会以脂肪的形式储存起来。有些人喜欢吃零食，喝甜饮料，尤其是感到生活乏味或看电视时吃过多的零食。零食中碳水化合物、蛋白质、脂肪的成分几乎都有。

除此之外，体育锻炼是甩掉赘肉很有效的方法，如仰卧起坐。首先躺下并曲膝，把双脚并拢钩住床头，如果没有床头，那就想其它方法，反正原理差不多即可。下面收缩腹部，把肩部抬起，让后背慢慢卷起，再缓缓

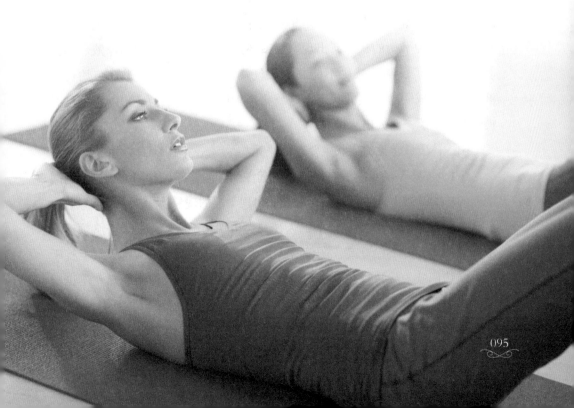

后仰，在快要挨到平面位置时继续起身，不断重复这个动作即可。一开始做的话可能会有点难，所以要求不要太高，只要让上身抬离平面位置就可以了。

 第三节

满脸黄褐斑，那是阴虚

> 阴虚体质的女性，总是提不起精神，而且外在表现很差，特别是面部，导致对塑身缺乏信心。这种情况，要先解决阴虚导致的气血不足，才能进一步塑身。

阴虚和阳虚都是体内阴阳失衡的表现，但两者正好相反。人体是由阴阳组成的，正常情况下，阴阳是相互依存并制约的，如果一方出现亏虚，就会打破这种平衡的状态，出现寒症或热症。阴虚就是体内的津液、精血等阴液不足了，阴液减少不能制约阳气，阳气相对亢盛，进一步灼伤阴液，从而形成阴虚内热的状态。这就相当于用水壶烧水，壶中的水液已经慢慢被烧干了，而火仍然很大。

阴虚体质最常见的症状主要有哪些呢？

（1）皮肤干燥：阴液在体内主要起滋润和濡养作用，阴液减少，滋润濡养的功能减退，人体会因缺乏滋润而出现干涩的现象。

（2）五心烦热：阴虚体质的人往往会出现两手心、脚心及心胸烦热的现象，但体温并不会升高。阴液亏少，无法制约升腾的阳气，火气上扰于心，横灼四肢，导致发热。俗话说，无热不生烦。但凡体内有热，不论虚实，都容易出现躁动不安、烦躁易怒。

（3）盗汗：中医学认为，阳虚自汗，阴虚盗汗。阴虚是引起盗汗的重要原因。什么是盗汗呢？黄帝内经上称之为"寝汗"，就是晚上睡着以后，身体就出汗，醒来后，汗也没了。就像小偷偷东西一样，白天没事，夜晚出来活动，偷偷地来，又偷偷地走。清代吴鞠通在《温病条辨·汗论》中说："汗也者，合阳气阴精蒸化而出者也。"《临证指南医案·汗》中也说："阳加于阴谓之汗。由是推之，是阳热加于阴，津散于外而为汗也。"由此可见，汗是阳气蒸化阴液经过汗孔达于体表而成。汗液的正常排泄，有赖于卫阳对于腠理的开合作用。人在入睡后，体表的卫阳会潜于体内，肌表不固，阴虚之人本来内热较重，加上潜于体内的卫阳，虚热进一步加重，蒸化津液，迫使津液外泄。而醒来后卫阳又复归于表，内热得以减轻，肌表汗孔也因为卫阳的回归而密实紧固，津液无法外溢，所以人醒后，汗液也就止住了。

第四节
胸不美？多是肝气郁结惹的祸

很多女性朋友常常感叹自己的胸部这不好，那不美，她们多认为是自己本身基础不够好，从而想办法从各个方面去弥补。其实这是舍近求远了，胸型不美虽有多方面原因，但更直接的原因可能与自身有关。一句话，你可能"气郁"。

说到气郁体质，有一个人不得不提，她就是如"弱

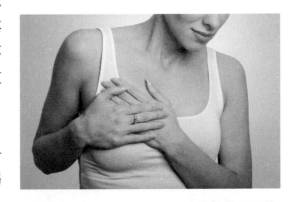

柳扶风"般的林黛玉。尽管贾母"心肝儿肉"地万般疼爱她，但有寄人篱下的孤独感、敏感多疑的个性、父母双亡的悲惨身世使得她成了典型的气郁体质，如整日的郁郁寡欢、多疑猜忌、唉声叹气、不思饮食、身体虚弱等。

中医学认为，人体的"气"主要靠肝的调节，气郁主要表现在肝经所经过的部位气机不畅，所以又叫做"肝气郁结"。而肝经主要分布在人体从小腹向上经过胸肋胁两侧和乳房，再从颈项两侧向上到头顶的部位，因此，气郁体质的人经常会有胸肋胀痛的状况，对于我们女性来说则会有乳房及小腹胀痛、月经不调、痛经等症。乳房这问题，那问题，怎么可能美呢？而且，长期的气郁后，还会影响你的皮肤，让皮肤变得粗糙、发黄等。所以，如果塑身的女性朋友发现自己身上有同样的问题后，就要密切关注，想办法补气血了。

但这还不是最严重的情况。肝气郁结还容易影响胃肠道消化功能，出现胃脘胀痛、泛吐酸水、呃逆嗳气。或者腹痛肠鸣，大便泄利不爽。如果气郁日久，随着气一起运行的血和津液也会随之郁积在局部，结成硬块，中医学称为"岩"，在一定程度上类似于西医所说的"肿瘤"，肿瘤慢慢则会演变成癌症，像子宫肌瘤、乳腺小叶增生、乳腺癌，这些病在气郁体质的女性发病率较高。发展到最后，切除乳房也不是没可能。

气郁这么可怕，它是怎么产生的？

我的邻居是一个单身母亲，今年孩子要考大学。但是孩子学习不好又不听话，整天的让她操心，久而久之，她就成个气郁体质。整天的向我大倒苦水，并且告诉我说自己已经好几个没有月经了。每天晚上都在想事情，怕孩子考不上大学，又怕考上后学费的问题，想来想去晚上根本睡不着。

就像这位母亲一样，生活中气郁体质的形成一般都是由忧郁烦闷、心情不舒畅所致。所以，我给大家的建议就是疏肝解郁。

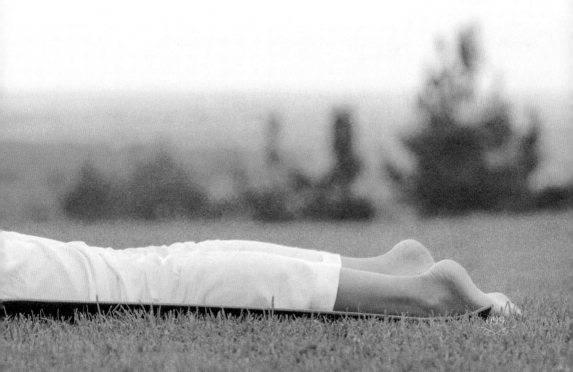

女性朋友可以时不时拍拍胸口。

生活中，我们可能都有这样的体会，当你被气的胸闷头晕时，我们用手拍拍胸口、捋几下，顿时就会觉得气顺了，其实这就是膻中穴在起作用，中医将此穴称为"撒气穴"，是专门用来顺气的。膻中穴位于两乳之间，有宁心神、除闷的作用。按摩时用大拇指腹稍用力揉压穴位，每次揉压5秒，休息3秒。

当然了，气郁主要还是情绪导致的，所以在日常生活中要注意调节自己的情绪。当你觉得苦恼时一定要找一个人倾诉一番，等你将心中的烦恼都说出来时，就会觉得舒服多了。要不就出去旅旅游，看看祖国的大好河山，这样就可以将那些不愉快的事情抛到脑后。

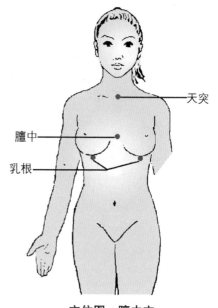

穴位图：膻中穴

第五节
湿热体质油光光，清热除湿帮你忙

湿热体质，对于塑身来说最麻烦。生活中很多湿热体质的女性给人以非常邋遢脏的感觉。如有的女性头发油腻、头皮屑多；皮肤油腻，毛孔粗大，较多痤疮，质感粗糙；肤色不匀，有色斑；眼睛浑浊，脂肪沉淀，血丝满布，经常眼屎较多；鼻头红赤；龈红齿黄，口气大；汗色发黄，汗味大、体味大，白带又多又黄，脾气又急躁易怒。

以上这些情况，距离塑身差距有点远，不解决好，可以让你彻底和女神范儿拜拜了。

有的女性无奈的说，其实我也想将自己收拾的干干净净的，但无奈一天洗几遍头，头发还是很油腻，一天洗多次脸，脸上的油还是不断。其实，如果你满身都是油腻腻的话，这时我们就不能仅从外部治疗了，而是要从内部的脏腑调理开始了。因为此时你已经是湿热体质了。

形成湿热的原因是多种多样的，如果情志不畅，肝脏的疏泄便会出现问题，导致肝气郁结，郁久则化热。肝郁犯脾，脾胃虚弱，水湿运化不及时，湿热纠缠。或是过食肥腻，导致脾胃运化失调，水湿内停。而中医认为，久湿化热，体内如果水湿不能除去，也会慢慢变成热。而有时在我国南方，湿热的气候会入侵人体，直接致病。因此治疗时应该从两方面来治疗。

如果你居住的环境过于湿热，那么我们就应该远离这样的环境，如果是体内脏腑失调导致的，那么我们就应该清热除湿。

 第六节

血瘀体质怎么办？通！

血瘀体质的女性，塑身也是个麻烦事儿。

说到血瘀，许多人应该都有过这样的经历，四肢不小心磕碰后，皮肤上会留下青紫色的印记。这些青紫色的印记便是身体因外在撞击产生的淤血。过一段时间后，这些印记便会慢慢消失，当然，如果抹上一些活血化瘀的药会好的更快一些。但是有些人就不是这样了，他们没有受到任何外来碰撞，身上仍会出现这样的青紫印记，这些印记总是安静地出现又悄悄地消失。由于没有疼痛的感觉，所以他们并没有在意这些来无影、去无踪的印记。

其实，这种人就是典型的血瘀体质。血瘀体质的人的血脉运行的不是太通畅，那些离开经脉的血液不能及时排出和消散，仍然在体内停留造成淤阻。这有点类似于公路上的汽车。如果所有的汽车都遵照交通秩序行驶，道路交通便会秩序井然，行车十分顺畅。一旦有人违反交通规则，这种秩序便会被打破，转而出现塞车、拥堵的现象。

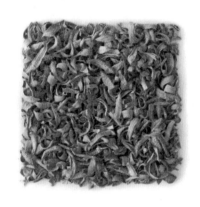

或者在情绪不调、寒冷的侵袭下，血液运行出现障碍而壅塞不通。中医上说，寒凝血滞，寒气入侵人体后，邪气进入血液中，血液受冷，流速便会减慢，从而出现瘀堵。情绪变化会引起肝脏气机疏泄不利，出现气郁。《类证治裁·郁证》说："七情内起之郁，始而伤气，继必及血，终乃成劳。"意思是说，忧郁首先会伤气，继而伤血，最后慢慢导致疾病的发生。"气为血之帅，血为气之母"，血液的运行有赖于气的推动，同时，血液也是气的载体，给气充分的营养。气郁，血液运行会出现淤堵，反过来，血液出现淤阻，气机也会不顺畅。所以气郁与血瘀像是孪生姐妹般，总是如影随形。

血瘀体质的人，除了身上莫名出现淤青外，这种体质的人，往往会有面色晦暗长斑、嘴唇颜色发暗发紫、皮肤较为干燥粗糙、刷牙时牙龈出血、眼睛里的红丝较多、心情容易烦躁等症状。如果是女子，还容易出现痛经。其实，判断自己是否是血瘀体质，还有一个很简单的方法。早上起床后，照一下镜子，看一下舌头。如果是血瘀体质，舌头上会有瘀点、瘀斑，把舌头上翻后，还能看到，舌头下面的两条静脉是曲张的、发紫的。

　　人体血液循环不畅，体内就会出现淤血，久而久之，堵塞的地方越来越多，许多疾病也就接踵而至了。所以，血瘀体质者千万不能掉以轻心，在那些青紫色印记的掩盖下，还隐藏着一些其他病变，如肿瘤、高血压、冠心病，女性常见的乳腺癌、子宫癌就与淤血有关。

　　血瘀体质的养生原则在于活血化瘀。古代中医学家创制了许多活血化瘀的方剂，像血府逐瘀汤、通窍活血汤、桃红四物汤，这些经典的方剂都是中医治疗血瘀体质及各种血瘀病症比较常见的方子，但是这些方子并不是普通的保健品，自己是不能轻易乱服的，有没有既能制作简单又能安全有效的食疗方法呢？当然有，山楂红糖汤便是上上之选。血瘀体质患者经常服用山楂红糖汤，效果非常好，只是汤中的山楂对女性子宫有收缩作用，所以孕妇千万不能服用，有引发流产的危险。

　　选取生山楂10枚，清洗干净后，去掉内核，再将山楂肉放入机器中打碎。然后将打碎的山楂肉放入锅中，加入适量的清水开始煮。煮上约20分

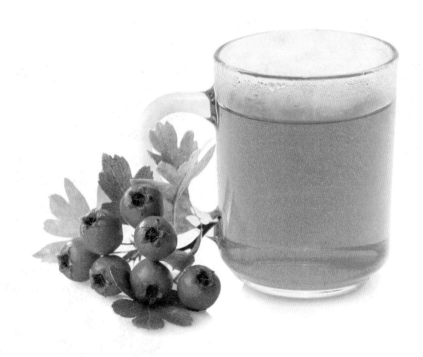

钟，加入红糖，搅拌均匀就可以了。

红糖是日常生活中的调味品，它还是女性价廉效优的保养品。经、带、孕、产、乳，女人的一生都在和血打交道，失血、血瘀的情况极为常见。《本草纲目》说，红糖有"补血、活血、通淤、排恶露"的作用，因此，对于女性来说，经常服用一些红糖，对身体是十分有益的。

此外，山楂还能抗菌止痢、收敛止泻、活血化瘀、调经止痛等，我这里要讲的便是它的活血化瘀的功效。

山楂的活血化瘀功效是十分可靠的，历代医书上多有记载。名医张锡纯在《医学衷中参西录》说，（山楂）"味至酸，微甘，性微温，皮赤肉红黄，故善入血分，为化瘀要药，能除疹癣瘀瘕、女子月闭及产后淤血作痛"，他还指出："山楂，若以甘药佐之，化淤血而不伤新血，开郁气而不伤正气，其性和平也。"《本草纲目》记载，山楂能"化血块、气块，

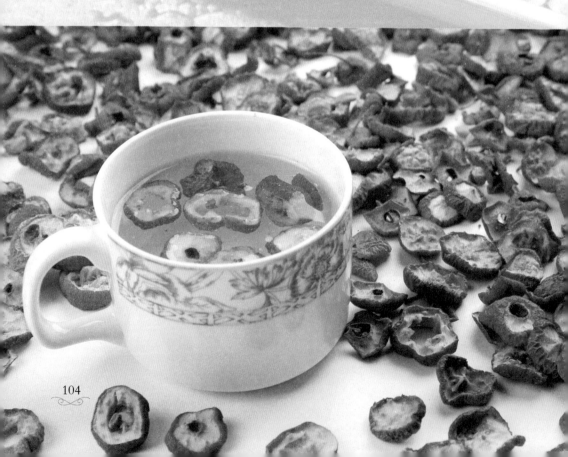

活血"。所以，山楂也是治疗妇科疾病常用的药之一。像女性血瘀痛经、血瘀闭经、产后恶露不尽、子宫淤血作痛等，都可以服用山楂来治疗。血瘀体质的人经常食用一些山楂，能化掉体内淤血，使气血流通顺畅。

　　中国有句古话，叫"流水不腐，户枢不蠹。"意思是流动的水永远不会腐臭，经常转动的门轴不会被虫子蛀蚀。血瘀体质的人一定要动起来，多做一些运动，这样不仅能促进体内气血运行，疏通体内"交通"，更能让生命充满活力。

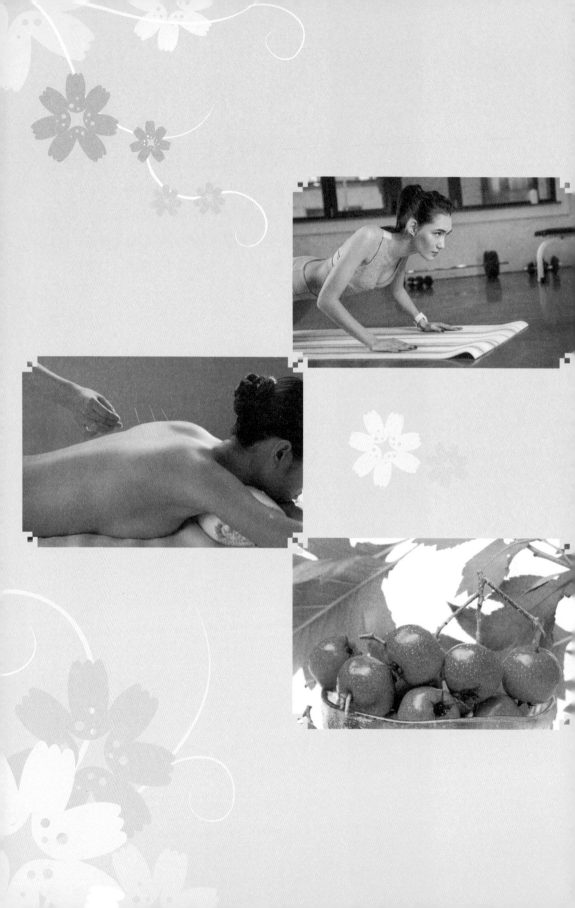

第七章

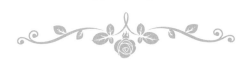

先瘦身，再塑身

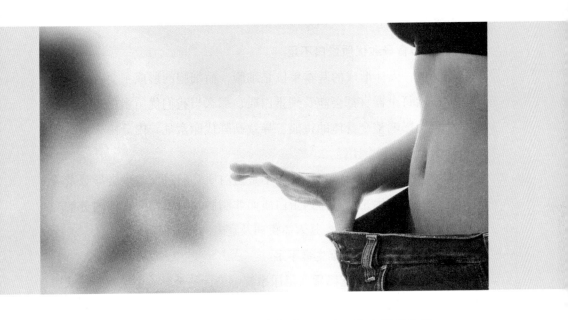

　　塑身，首先要过瘦身关。瘦都瘦不下来，塑身更无从谈起。不过，在现实生活中，很多女性朋友只强调瘦身，而不强调方法，从而带来了很多健康隐患。比如，瘦身不彻底，容易反弹；或者瘦身效果不佳，对身体伤害大。这都是没有运用科学的瘦身方法的缘故。

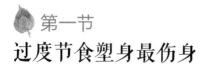

第一节
过度节食塑身最伤身

生活中，很多女性朋友为塑身拼命节食减肥。结果事与愿违，减肥没成功，却落得一身病。

1. 过度节食导致优质蛋白不足

我们知道，人体形成的基本单位是细胞，而细胞的形成主要成分则是蛋白质。既然每个器官都会涉及到蛋白质，那么当我们优质蛋白摄入不足的时候，便会影响整个身体的机能。导致新陈代谢紊乱，内分泌失调，抵抗力下降，严重者则会闭经。

减肥塑身的目的是减掉脂肪，而不是蛋白质。但过度节食会导致营养吸收不足，身体会优先消耗体内蛋白质而非脂肪。而蛋白质在体内分解时产生自由基。自由基是什么？是人体疾病及衰老的罪魁祸首！

2. 过度节食导致各种维生素不足

缺少维生素A容易引起肠胃及泌尿系统感染，甚至影响生殖系统。缺少维生素B会使降低碳水化合物及脂肪代谢，易肥胖。缺少维生素会使胶原蛋白合成出现障碍，影响皮肤的弹性及光泽。身体排毒功能出现障碍，抵抗力明显下降。

最后，长期节食会使我们身体缺乏营养，为了维持生命的正常活动，基础代谢率会降低。基础代谢率下降的结果就是节食节到一定程度便减不下去了，而且，一旦恢复正常饮食，脂肪便如雨后春笋般堆积起来。

研究表明，过度节食会对人体脑组织、胃、全身系统造成非常严重的影响。

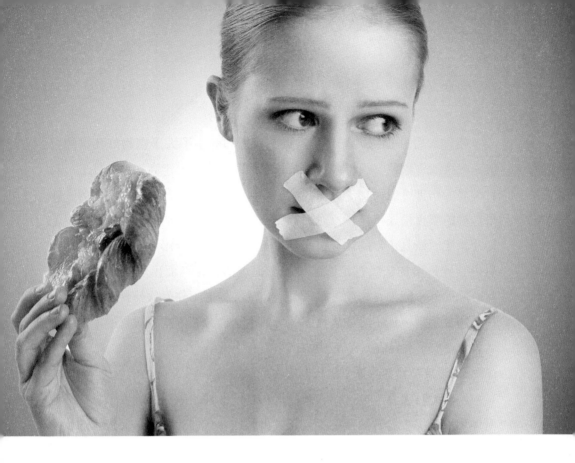

3. 过度节食伤脑，导致神经性厌食症

脑细胞是不可再生的，任何对脑细胞的伤害都是不可逆转的。而碳水化合物是脑细胞存活和发挥功能最喜欢的营养物质，有研究表明，2个脑细胞所需要的碳水化合物的量是1个普通细胞的5倍。如果在减肥过程，长期过度限制碳水化合物的摄入，使脑细胞得不到营养，一部分脆弱的脑细胞就会急速凋亡，一些比较强大的脑细胞也许会通过分解组织中的蛋白质以获得生存原料，但是这样的蛋白质储存量毕竟有限。同时，蛋白质分解后的有害代谢物如胺类被留存在脑内，而脑中胺的存在与人出现记忆力减退、帕金森氏症、神经性厌食症等有密切的关系，这些症状虽然在短期内不会显现，但是随着年龄的增长，患上述病症的风险将大大增加。

4. 过度节食易致消化不良，有患癌风险

正常情况下，我们在开始吃食物的第一口，就已刺激胃分泌胃酸，胃酸准备分解进入胃内的食物。但是在节食过程，由于人为限制食物量的摄

入，使进入胃的食物就那么一点点，而胃却分泌了大于食物好几倍的胃酸，多余的胃酸使整个胃腔体在很长一段时间内都处于高酸性条件下，对胃粘膜的伤害可想而知了。而我们的胃对机体的摄食是有记忆功能的，如果这样的摄食模式持续一段时间，那么胃调节分泌胃酸的量会越来越少，即使减肥后恢复正常的饮食，但是胃还未恢复正常分泌功能，因此造成了胃内食物量增加却没有足够的胃酸来促进消化，继而出现消化不良等症状。除此外，假如在减肥过程不可避免的会控制不住暴饮暴食一顿，对胃的折腾更是雪上加霜。如果再多经历几次这样减肥方式，对胃的累加伤害将引发更严重的胃病、胃癌等重症。

5. 过度节食让身体集满代谢废物

人体无时无刻不在进行着新陈代谢，产生代谢废物。过度节食会造成身体内原组织被分解的速度要远超过再利用合成的速度，从而产生的废物越来越多。特别是在肠道内，饥饿或过度节食后，食物残渣极少，无法促成大便形成，而脱落的肠壁组织细胞不能随大便排出体外，不断在肠内堆积发酵，产生有害物。长久下来，身体将会像个只进不出的垃圾站，堆积代谢废物，造成身体免疫系统紊乱等异常。

第二节
和胃消脂，最流行的美食瘦身法

中医减肥法有效又健康，身材好，身体更好。只有健康的减肥方法才是值得大家去尝试的，这里首先给大家介绍的是和胃消脂法。

所谓和胃消脂，即用帮助消化的方法，消除脂肪，达到瘦身的目的。

我们知道形体肥胖，大多由于甘肥太过，油脂黏腻先壅于胃，往往脘腹饱胀，嗳腐吞酸，口味秽浊，舌苔腻。用山楂、大麦芽、莱菔子等药和

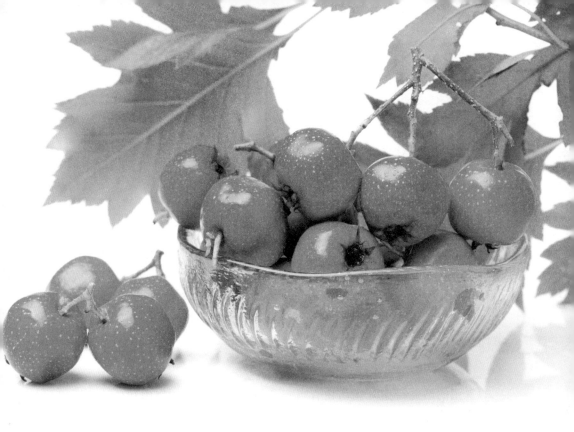

胃助消化，效果非常好。

山楂有消食化积、生津止渴、散瘀止痛等功效。自古以来，山楂便被作为消食良药。相传李时珍邻居家的孩子患了重度消化不良症，偶然采食了山上的新鲜山楂后，竟然不治而愈了。所以，历代医家都以山楂为重要的消导药，认为它能消化食积肉积。

对于塑身的女性来说，山楂还是治疗妇科病的良药。如产后恶露不尽、腹中疼痛，用山楂数十粒，打碎煎水，加适量砂糖，空腹温服，能起到立竿见影的神奇效果。

山楂食用方便，市售之山楂果、山楂糕，可随身携带，服用方便。当然，用山楂做原料，制作各种药膳或茶饮，效果尤其好。

第三节
活血行瘀，降脂又治病

> 对于某些瘀血阻滞、经闭不行的女性来说，采用活血行瘀法，不但能降脂减肥，同时又能治病，可谓两全其美。

常用的活血行瘀降脂药物有当归、川芎等。川芎的作用和功效是活血行气，祛风止痛。川芎性温，是妇科常用药品，活血顺气是其最大作用，为女性活血行瘀首选之品。但也不能多用，尤其是身体有出血现象的不适合服用，如女性经期。同时，川芎又是药膳中常用的药材之一，川芎与乌鸡同食，可以养阴活血，是女性滋补佳品。

川芎丁香减肥敷贴

【原料】当归30克，川芎15克，细辛、三棱、莪术各10克，乳香、没药、丁香各5克，冰片3克（后入）。

【制法】除冰片外，先将上药共煎煮，提取物烘干研成细粉，再入冰片研极细粉，装入薄布包内，制成8厘米×8厘米的药包，外套彩色绸缎制成的肚兜，紧贴于肚脐外。每15~20天更换1个药包，3~6个药包为1个疗程，一般2~3个疗程可使体重正常。

【适合人群】中年女性。

·◄ 川芎消脂花茶 ►·

【原料】荷叶7克，川芎6克，茉莉花3克，玫瑰花、玳玳花各2克。

【制法】将荷叶、川芎、茉莉花、玫瑰花、玳玳花洗净，一起放入杯中，加入500毫升沸水冲泡，再加盖焖约5分钟，即可饮用。

当归的作用和功效主要是补血。用当归泡酒或泡茶可活血通经，女性减肥必不可少。

·◄ 当归炖蛋 ►·

【原料】当归10克，鸡蛋2个，红枣8个，枸杞5克，桂圆2个，红糖少许

【制法】当归提前泡发一晚，清洗干净，切成小块；鸡蛋，水煮熟透，去壳；红枣去壳，枸杞、桂圆清洗干净；全部材料加2碗水炖，水开后炖3小时；加红糖调拌即可。

【功效】活血调经。

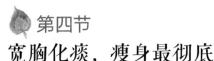

第四节
宽胸化痰，瘦身最彻底

前面说过，肥人多痰湿，这种痰显然是指肥胖之痰浊，也就是脂肪过多。临床所见肥胖之人，动则气短、胸闷，甚则头晕、呕吐、恶心，舌苔滑腻。有的人痰火重，性情急躁，易于发脾气、恼怒，以致血压高，头胀

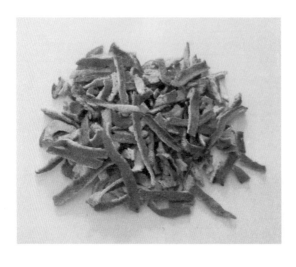

脑鸣而痛，睡眠不安，舌苔黄腻，大便干结，多发心、脑血管病变。遇上这些病证，选用宽胸化痰减肥法最为合适。

宽胸化痰减肥法，可选桂花、瓜蒌、薤白、半夏、陈皮、枳实、枳壳等药材。瓜蒌为宽胸化痰的主要中药，可降血脂，还有润肠作用，对痰火内结、大便不畅者尤适用之。薤白即小蒜，临床常与瓜蒌配合使用。枳实、枳壳等中药材都能宽胸化痰，配合陈皮、半夏常用于治肥胖痰湿重。半夏能化痰和胃止呕，与陈皮配合，一般作为化痰湿的主要方剂。陈皮即橘皮，气味芳香，既可和中理气，又能化痰降脂。市场上售卖的陈皮梅、橙皮条等，食用方便，为食疗降脂之佳品。

白扁豆花陈皮茶是健脾化痰的良药。将扁豆花、陈皮和茯苓各等量一起打成粉末，每天用勺子舀取10克左右的粉末，放入茶杯中，然后倒入开水冲泡，焖上5分钟，代茶饮。这就是以陈皮为主要原料的白扁豆花陈皮茶，除湿化痰、消脂理气的效果非常好。

白扁豆花入脾、胃、大肠经，是百花中

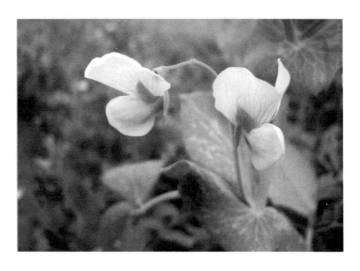

少有的健脾良药。说到陈皮，大家应该不会太陌生，顾名思义，就是存放时间较长的果皮，多是柑橘皮，其中，冬季出产的柑橘皮最为优质。别看这小小陈皮其貌不扬，除了饮食上的多用，它还能入药。陈皮味辛苦、性温，入肺、脾二经，有理气、健脾、燥湿、化痰的作用。因此陈皮在调理脾胃或在配制中成药时被广泛应用，古方二陈汤和陈皮半夏汤中的主要成分便是陈皮，是和中理气、燥湿化痰的良药。

现代医学研究也发现，陈皮中含有大量的挥发油，对胃肠道有温和的刺激作用，能促进消化液的分泌，排除肠道内的积滞之气，增进食欲，同时还能使体内的痰液更容易咳出。

陈皮的作用是理气化痰、健脾燥湿，而新鲜橘皮的作用是疏肝破气、消积化滞，它主要用于肝气郁结引起的胸胁胀痛、乳房疼痛以及食积气滞所导致的胃脘胀痛等症，所以两者的区别要分清楚。

这道花茶，去湿化痰的效果非常好，只是茶中的陈皮偏于温燥，所以气虚、燥咳及阴虚体质者不宜多食用，正在服用其他药物的患者在食用前最好先咨询一下医生，以免因陈皮影响药效的发挥。

 第五节

疏肝利胆，火气和体重一起降下来

疏肝利胆减肥法是一种非常简便有效的中医减肥法。众所周知，胆汁可以消化脂肪，而胆汁是在肝脏中合成的，所以，减肥塑身的女性可以利用疏肝利胆的药物，消化脂肪，达到塑身的目的。

疏肝利胆的常用药物有茵陈、决明子等药材。另外，泡菊花茶时加一些决明子，还有泻肝火降血脂的功效，也有疏肝利胆，消化脂肪的功效。

茵陈疏肝利胆。茵陈有显著的保肝作用，利
胆，促进胆汁分泌，增加胆汁中胆酸和胆
红素排出的作用。能增加冠脉
血流量，改善微循环。

女性朋友可以多喝茵陈
茶，疏肝利胆。取茵陈30克，加水
煎汤，去渣取汁即可。

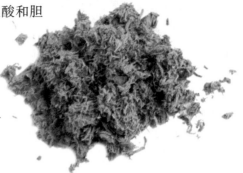

第六节
利尿渗湿，最平稳的瘦身法

传统医学认为，湿盛生痰，水湿代谢失常易与血液相混，清浊不分，
从而导致肥胖。如果能祛除体内寒湿，则肥胖问题会迎刃而解。祛除体内
寒湿，可用利尿渗湿法，即采用一些特殊食材或药材，比如冬瓜、玉米
须、桑叶等，或利尿、或除湿，达到调节体内水湿代谢的目的，最终实现
减重塑身。

1. 冬瓜利尿最减肥

吃冬瓜，很多人最先想到的便是"利尿、止咳化痰、清热解毒"等功
效。现代营养学则认为，冬瓜的营养丰富，含有维生素B$_1$、维生素B$_2$、维生
素C及钙、磷、铁、钾等元素。当中的维生素B$_1$可使体内淀粉、糖份在不会
形成脂肪的情况下转化为热能；而冬瓜所含的钾也具有排水消肿的作用。
此外，冬瓜的钠盐量较低，对于高血压、肾脏病患者来说，有消肿、降血
压的好处。

冬瓜自古被称为减肥妙品。《食疗本草》说："欲得体瘦轻健者，则

可常食之，若要肥，则勿食也。"冬瓜含钠量较低，有利尿排湿的功效，是肥胖症的克星，是一种减肥佳蔬。因为冬瓜中含有减肥物质——葫芦巴碱和丙醇二酸，丙醇二酸能抑制糖类转化为脂肪，从而起到减肥作用。冬瓜本身不含脂肪，是一种低热能、含糖量极低的蔬菜，食之能将体内脂肪转化为热能而减肥。

很多人会把冬瓜做成红烧冬瓜，或是做成冬瓜烩海鲜等各式各样的料理，但这样做并不能减重，反而会增肥，因为其他食材和调味料都会使热量增加。

把冬瓜蒸着吃或切片煮汤，其中不加任何调味料或其他食材，才可以发挥冬瓜原有的减肥功能。不过，冬瓜性味偏凉，不宜经常食用，以免积寒而对脾胃不利。每周吃冬瓜不可超过3次，即使做成冬瓜汤也不宜多喝，每次用量约200克以内。同时为中和冬瓜的寒性，炖汤可以加入骨头和性热的生姜、葱白；煮粥时可和性温的红薯一起煮，都能达到暖胃的作用。

有一女性朋友肥胖，且有高血压，她天天喝冬瓜粥，一日三餐不间断，1个月以后，体重减轻5千克，血压也逐渐变平稳。

2. 桑叶利尿还利水，减肥又消肿

桑叶含有丰富的营养物质，特别是霜降后的桑叶，营养物质堪比肉类。它含有丰富的氨基酸能增强人的体质，矿物质元素能降低血糖和胆固醇，还有润肠的作用，能帮助治疗便秘。

桑叶泡茶饮用可以清除血液中过剩的中性脂肪和胆固醇，消除身体水肿。人之所以会肥胖，是因为腹部、脊背的脂肪细胞中贮存了过多的脂肪。当血液中的中性脂肪减少时，贮存的脂肪就会被释放出来，以热量的形式被消耗掉。如此一来，身体里的脂肪就会减少，肥胖的难题自然就会得到解决。很多女性朋友选择喝桑叶茶减肥，效果非常好。

第七节
泻下通便，最养生的瘦身法

肥胖的人，体内太多脂垢邪浊。这里教给女性朋友一个减肥方法，可通过观察排便，如有大便秘结者，那么就用泻下通便法，可标本兼治，调理身体，达到良好的减肥效果。

此方法常用的药材或食材有大黄、虎杖、何首乌、苦瓜等。大黄是泻下通便的一味主要药，降脂减肥效果最好；虎杖一药既可泻下，又能行瘀，仅次于大黄；何首乌除帮助减肥外，还能养血润肠，乌须黑发，更有抗老防衰的功效。

1. 中药大黄能瘦屁股

大黄性寒、味苦，含有大黄酸、大黄酚、大黄素、芦荟大黄素、大黄多糖等成分。古代医家对大黄十分重视，将它与人参、熟地、附子，喻为"四大金刚"。大黄能泻热通便，凉血解毒，逐瘀通经，故常被用来降脂减肥。

取大黄10～15克，研成细末，再加入适量米酒调匀，将臀部热敷后，把药糊涂抹在臀部，用塑料覆盖好，再用热水袋外敷进行持续性的加热，每天2次，每次20分钟，这种方法能瘦屁股。因为大黄能消积、导滞，而肥胖恰恰是由于痰湿淤积、运化不畅所致。再加上大黄独特的调节血脂、瘦素的功能，于是就有了瘦身的功效。而且，外敷大黄和内服相比，还避免了腹泻等不良并发症，安全性有了很大的提高。

2. 虎杖减肥

虎杖性微温，具活血通经、利湿功能，一般用于治疗肥胖、风湿、痹痛、黄疸、闭经、痛经等。据现代药理研究表明，虎杖含蒽醌类化合物和黄酮类多种成分，从其根茎中可提取具有降血脂成分的白藜芦醇苷等。同时，有关实验表明，虎杖有降低胆固醇和甘油三酯的作用。

取虎杖15~30 g，水煎服，每日1次，可以减肥。

3. 何首乌减肥

何首乌味苦涩，性温，归肝、肾二经。具有润肠、解毒之功效，能够促进肠管蠕动而排出肠内废物，减少肠道对胆固醇的吸收，阻止胆固醇在肝内的沉积。最适用于伴有便秘的肥胖人群。

4. 苦瓜排毒清热

苦瓜是排毒清热的减肥佳品。苦瓜含有大量的纤维，可促进肠道蠕动，分解肠道内脂肪。

苦瓜减肥，方法非常简单，用新鲜苦瓜榨汁即可。

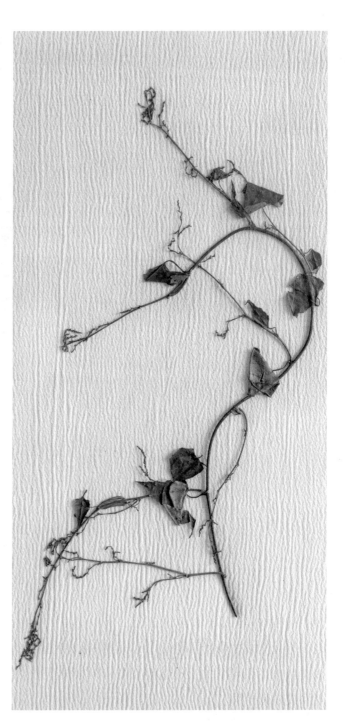

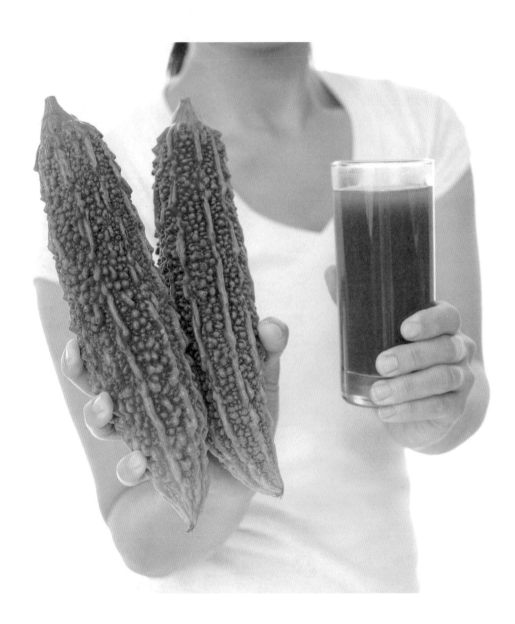

　　通常1杯苦瓜汁需要4根苦瓜，可以早餐、午餐和晚餐各喝一次，之后在每晚睡觉前3小时再喝一次，不能喝完就睡觉，一天需要喝4杯。苦瓜被人体吸收后最明显的反应是会口渴，如果你不想半夜渴得起来喝水，那么就不要在睡前喝。

　　由于苦瓜属于寒性食物，所以不可多吃。如果你的胃不是很健康，那就少吃点，可以吃2根，即在午餐和晚餐前各喝1根苦瓜的汁。

　　尽量选择绿苦瓜，黑苦瓜没有绿苦瓜的减肥效果好，另外颜色变黄的苦瓜也不要吃。

　　不管是喝苦瓜汁还是用苦瓜减肥，瘦身的速度都不会很快，喝苦瓜汁减少了三餐的进食量，再加上苦瓜自身的减肥作用，这样才是用苦瓜减肥的最快方法。不要以为只要吃了苦瓜就可以瘦下去，如果你不控制进食量，随便吃多少都觉得没关系的话，那么也只会越来越胖。

　　在吃过苦瓜一段时间后你会发现排便越来越顺畅，如果出现了腹泻的情况，就说明你的肠胃已经不能再承受了，这时你需要减少食用苦瓜的量，或是先停一停。

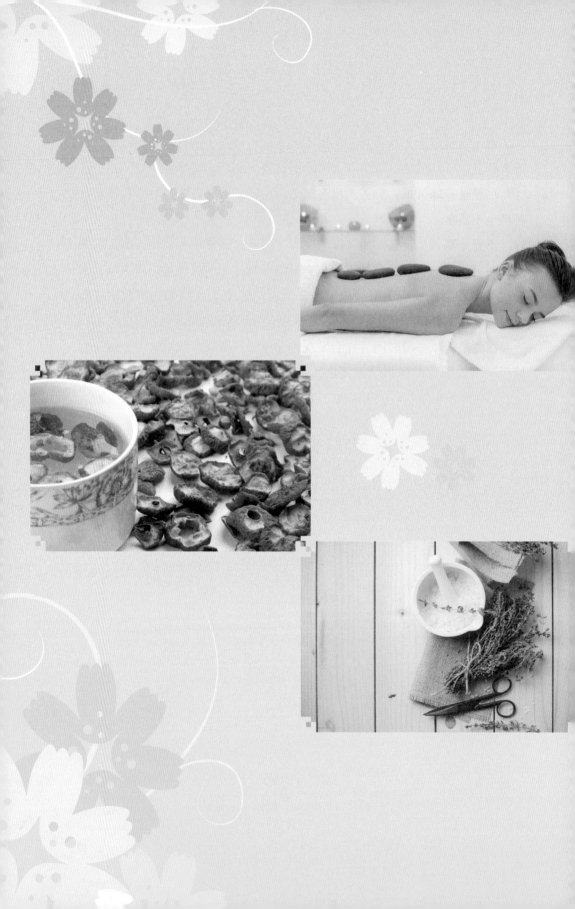

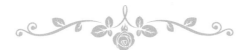

第八章

塑身，各个击破

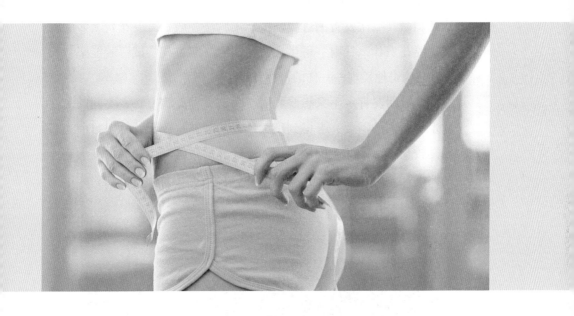

　　塑身不只要求体重降下来，更重要的是重塑好身材。对女性而言，好身材意味着身体比例协调美观，比如胸部挺拔，腰部纤细，臀部翘起，双腿修长。针对身体各部位的不同情况，塑身方法必须进行调整。具体怎么调整，将在本章里详细讲解。

第一节

按摩，助你越变越"胸"

中医学按摩丰胸法有不俗的功效，按摩丰胸法是针对胸部组织进行按压，以达到刺激其二次发育的过程。按摩丰胸法一般不需要花费太多的时间，也不需要花费什么钱财，可供大家在闲暇时间自我尝试。若能坚持长久练习，就会惊奇地发现——你的罩杯升级了！

其实，读者朋友肯定不只想要乳房变大这一种美胸方法，不同的女性朋友，肯定有不同的需要，考虑到广大读者的利益，今天就针对目前大多数女性朋友较为关注的几个问题，例如，让乳房坚挺啊、让乳房变大啊、健美胸部曲线啊、防治乳房下垂啊等问题，总结了几套按摩方法，大家按照方法试一试，一定会有意想不到的收获。

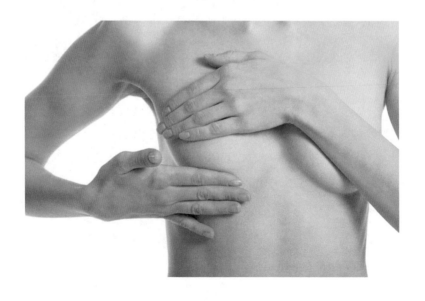

让乳房坚挺

【按摩方法】站直或者坐直，昂首挺胸并把双手放在两边的腋窝下，然后用双手沿着乳房外围做圆圈形的按摩；接着，用我们的双手自乳房下方往上然后分别向左右两个方向并往上提拉，一直延续到锁骨的位置；最后我们把手放在乳晕的上方，继续往上做类似螺旋状的按摩。每个动作重复8~10次。

【功效】这种按摩方法可以使我们的胸部肌肉变得有力、健美，这样就可以增强乳房的支撑力，使你的胸部变得越来越坚韧挺拔。

让乳房变大

【按摩方法】用你的双手手指圈住整个乳房及其周围组织，每次停留3秒钟；然后将双手张开，分别由乳沟处往下平行按压，一直到乳房外围；最后在两个乳房之间做"8"字形的按摩。每个动作重复20次。

【功效】这种按摩方法可以有效地刺激胸部组织，让乳房不断丰满。

健美胸部曲线

【按摩方法】在客厅或者卧室等稍微宽敞点的地方让身体站直，然后举起右手并向上伸直，同时让自己的右脚向下伸展；将上述动作持续大约5秒钟，然后举起左手并向上伸直左手，同时伸展自己的左脚，将身体尽量伸直；左右轮流伸展约5次。每个动作重复8~10次。

【功效】这一健美方法可以充分拉直腋下胸部至肺部的肌肉，并能有效地刺激乳房，促进其二次发育，并能拉高胸部曲线。

●┤防治乳房下垂├●

【按摩方法】按摩的时候从乳房的中心部位开始往外画圈，并逐渐往上直到锁骨处；然后从乳房的基底部开始，做螺旋状按摩，最好以画小圈的方式进行；接着，用你的两个手掌轻轻托住双乳，然后慢慢地往上拉引，但是此时不宜太用力，适度就可以了。每个动作重复8～10次。

【功效】这种按摩方法可以使胸部不松垮，有效地防止乳房下垂。

按摩丰胸法贵在坚持，大家都知道，通过按摩来治疗身体不适都要经过一个相对较长的过程，慢慢地才能看见疗效，按摩丰胸法也是一样。所以提醒广大女性朋友们，千万别因为试过几天后发现效果不明显就放弃了，那样就会功败垂成了。

第二节
点穴丰胸法，让你挺胸做女人

对于现代女性朋友来说，拥有一张漂亮的脸蛋已经不仅仅是成为美女的唯一条件了，傲人的曲线才是塑造完美身材的必胜法宝。大部分的女性朋友都认为丰满的身材可以无形中增加自信心，穴位按摩丰胸法，帮你完成丰胸计划，还不用花钱哦！

站在中医的角度看，女性健康与魅力的保证是内分泌平衡，丰胸亦是如此。点穴丰胸倡导自然，既要疏通经络，又要调节内分泌，这样才能保证乳房隆起后不回缩，疗效持久，才能称得上是一种健康美的美体丰胸方式。其作用机理有3点：

（1）疏通乳房经络。经络疏通的同时就可改善乳房的血液循环，提高肝、肾、脾、胃等脏腑功能，培元固本。因此，可达到调理冲任气血及整体内分泌的机能，维持肾精、天癸、卵巢、乳房轴内分泌功能。

（2）刺激乳房周围自主神经。点穴可以提高交感神经和副交感神经的兴奋性，把静止状态的乳房变成动态的，提高乳房组织对自身激素的敏感性。因此，具有安全、有效的生理性丰满的作用。

（3）改善脏器的功能。点穴可改善肝、肾、脾、胃的功能，提高乳房组织对自身激素的敏感性，激励腺泡和胞导管的生长发育，增加乳腺结缔组织和脂肪组织的积累，从而起到生理性丰满的作用。

另外，中医学点穴丰胸还能不同程度地治疗和预防乳腺增生等疾病。

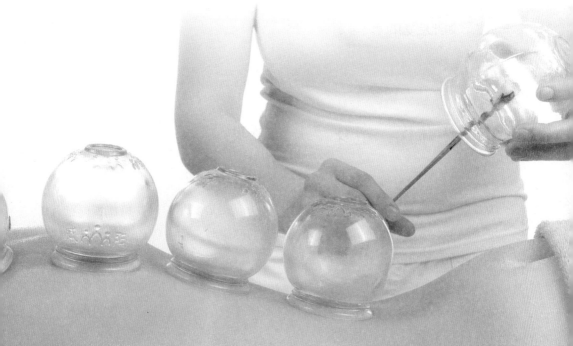

中医经络隔衣点穴丰胸是通过按压全身与乳房经络有关的穴位（天池、少泽、足三里、行间、乳中、乳根）等来达到畅通乳房经络的目的。在施治过程中穴位有热、胀、酸、麻等不同的感觉，经1个疗程的治疗后乳轴可增高0.5～1.6厘米。

①适宜人群：适合先天性乳房发育不良、幼小、哺乳后乳腺萎缩下垂者及采用其他方法丰胸无效或回缩者。

②使用方法：专业丰胸师在人体特定穴位上施加压力。这些经脉和乳房息息相关，可疏通全身经络。

③专家提醒：它是一个长期的过程，需进行全身心的调理，饮食、心情都会影响其效果。

健胸运动会使女性乳房下的胸大肌增大，胸大肌的发达可以使乳房如初，而且还能增强乳房的弹性。以下方法可以增大胸大肌：盘腿而坐，胸部挺起，双手在背后相钩，持续5秒左右，胸部放松，再持续5秒，然后再放松，如此反复10次。

 第三节

丰胸小体操，塑身"大"效果

女性的乳房有多种功能，它有哺育功能，是婴儿的粮食和甘露；它有健美功能，发育良好的乳房代表着女性的健康与美丽。因此，每个女性都希望能有一对丰满的乳房。

那么下面就教给大家一套丰胸方法，这套丰胸方法的动作简单、易学，进行练习的场所可随意，而且每次所花费的时间也不长。它的重点在于锻炼胸部肌肉，提高乳房支撑力，进而促进血液循环，加强胸部皮肤的弹性。我们如果坚持练习，胸部就会慢慢发生变化。

做伸展及扩胸的运动，既可锻炼胸部肌肉，又可防止乳房下垂。

目视前方，整个身体站直，然后双手握拳、伸直，在胸前做交叉运动，张开双脚使之与手臂平衡，双手的手臂向左右两边展开，肌肉同时用力。

用左手尽量往后背摸，这样坚持大约10秒，然后换右手，这样交替进行并重复动作5～10分钟。

抬头，并收腹挺胸，这样坚持下去不但可以有效地提高肌肤紧实度，而且还可以让胸肌保持弹性，使身体曲线更加迷人。

伸出你的双手，在胸前合掌，把身体的力量集中在手掌中，然后用力推压，这样可以明显地感觉到胸肌的起伏，每天坚持5～8次，对于健美胸部效果很显著。

伸出你的左手然后握住右手的手臂，伸直之后向外用力推，坚持数秒后放松，重复这个动作5～6分钟。

双腿微屈且紧贴坐在地面，再以双手按着腿膝盖内侧吸气，呼气时就将膝盖向外拉开5～10秒。

除了上面介绍的这一套丰胸操，我还要再为读者朋友们介绍一套四招美胸操，可以有针对性地解决胸部问题。爱美的女性朋友，可以根据自己的情况做重点练习。

第一招：①站直身体，抬头收腹挺胸，双手做合十状置于胸前，这时候要完全撑开肘部，并注意保持双肩不要来回摆动。然后放松你的身体，让心灵保持一份平静。②让胸部肌肉始终处于用力的状态，同时再将力道发至手心上，相互推压让胸部感受到这股力道，双手同时向左右移动。当发力的那只手到达中心位置时，进行吸气，然后左手和右手相互交换动作10～20次。在使用这一招的时候要注意，运动的时候要控制让胸部用力而不是臂膀，否则达不到丰胸的目的，还有就是一定要保持除了两只胳膊相抵成直线左右动作外，全身要保持挺直，另外，还要注意运动过程中吸气和吐气要舒缓。

第二招：①竖直站立，做站军姿的姿势，抬头收腹挺胸，你也可以用双手夹住一些类似书本的物品在胸前，但是有一点要注意的就是，这一招的关键是撑开肘部，并配合吸气来完成。在顺利地完成了第一招后，这一招就很简单了！②接着我们将弯曲的手臂向前伸直同时吐气，在伸直的时候也要使劲就像按压双手手心一样让胸部用力，这样反复进行10次左右。

第三招：①伸出你的双手向身体两边抬高至和肩膀平齐，保持双手的手掌向下。②将双手缩回交叉并在胸前的位置合掌，做双手合十的样子。③将手臂向上伸直，一直到头顶上方，使两只双臂贴在耳侧，保持掌心向外。④保持一段时间然后让手臂缓慢向下并放回到胸前位置。如此反复缓慢进行10次左右。

第四招：①将双手向内侧弯曲，下手臂重叠在胸前呈口字形。②在上手臂的带动下，下手臂便缓慢地向上抬高至额头前面，然后再放回到最初的位置。如此来回反复进行10～20次。

唯有运动才能真正让胸部集中坚挺，健康美丽，让你拥有完美迷人的上围曲线，让你轻轻松松拥有傲人的胸部，完成拥有一个迷人胸部的梦想。

第四节
瑜伽巧运动，给你完美"半球"

很多女性朋友都知道瑜伽可以帮助自己进行外部塑身，让你的身材变得更加苗条、性感，却不知道瑜伽还具有医学效果，可以对人体内分泌进行调理，与乳房的健康美丽有着相当密切的关系。所以，女性朋友，你完全可以通过瑜伽训练，进行"内外兼修"，让你胸部更加健康，更具魅力！

1. 标准动作

①女性朋友趴在瑜伽垫上，额头与瑜伽垫接触，双脚勾起来，双手将两个脚踝抓住，与此同时，尾椎骨向内收敛，将脊背伸直。

②女性朋友腰部用力，让身体慢慢地与瑜伽垫分开，双手紧紧地抓住两个脚踝，然后用力地向上提。

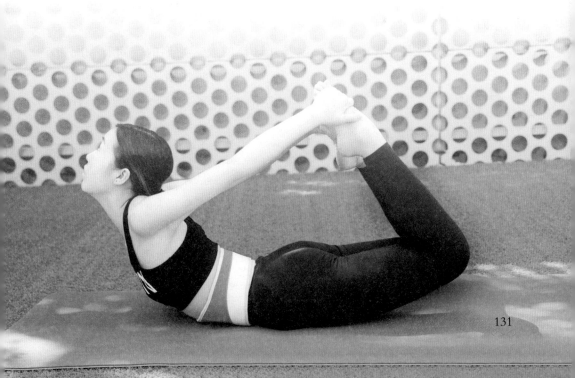

③女性朋友上半身努力地向前进行伸延，双手抓着两个脚踝尽量向上抬，尽可能地使身体保持平稳，使呼吸保持平稳。

2. 神奇效果

促进全身血液循环，刺激胸部肌肉，让胸部的肌肉变得更加紧实，有效地防止乳房松弛、乳房下垂等症。

3. 注意事项

在步骤3中，女性朋友要注意膝盖不宜外扩，否则会造成重心不稳，颈部与腰部都受到压迫，乳房血液循环也将变得不顺畅。

第五节
教你甩掉"救生圈"

现代这个社会，大多数人都习惯于坐在电脑前工作，一天又一天地这样坐下来，不知不觉腰间和腹部就堆积了大量的脂肪，形成了所谓的"救生圈"。

走在大街上，我们经常可以看到这样的人。她们的腰间有一圈脂肪，看上去像是腰间套了一个"救生圈"一样。这样的身材，很多漂亮的衣服是没办法穿了，就算是穿普通的T恤衫，也只能穿宽大的才能将"救生圈"遮盖住，长此以往，爱美的女性朋友又如何能忍受呢？

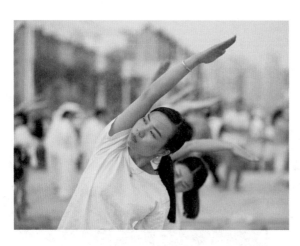

在这里给大家推荐一个腰部健美操，它可以增强腰部肌肉的力度，提高关节、韧带的柔韧性，改善腰背诸关节的坚固性与灵活性，还可以纠正驼背，使你在减去肥肉的同时还能美化你的形体。其具体的步骤是这样的：

（1）直立，双腿略微分开，右手叉腰，上体向右屈，左手上举贴耳，随着上身向右边侧压，做4个八拍；然后换方向，也做4个八拍。

（2）仰卧，双臂左右平贴地面，屈膝弯至胸前，转动胯部，以此带动大腿以下部位向右侧转，至右膝碰地，两臂和两肩仍贴住地面；然后复原，换方向重复，每次做4个八拍。

（3）双腿跪地，用双手指尖向前支撑地面，像猫一样练习弓背，低头，使用腰部力量做深呼吸。

（4）两腿张开站立，双手固定于体侧的拉力器，尽力转动上身，臀部不动，每分钟做15～20次。

（5）保持上面的姿势，用双手握住固定于体侧的拉力器，手臂前伸，尽量地转动上体，注意上体保持垂直，每分钟做15～20次。

（6）两腿开立，屈体，双手握住拉力器，从身体的一侧拉向另一侧下方地面，也是每分钟15～20次。

（7）两腿开立，双臂上举贴耳，身体不断向左右两侧弯曲，胯部不动，每分钟做20～30次。

（8）两手撑地面坐下，然后两手慢慢往上抬举，然后向左右转动，速度保持在每分钟20～30次。

（9）两腿开立，双手握着哑铃向前平举，上体不断向左右两侧弯曲，胯部不动，每分钟做20～30次。

（10）正常坐下，两手臂侧平举，身体稍微向后仰，双腿并拢伸直，并尽量向上举，上体向左右两侧扭转，注意腿部的姿势不要变，速度为每分钟25～30次。

（11）自然站立，随着节奏感较强的音乐，大幅度转动胯部，同时骨盆两侧上下运动。

（12）伴随着摇滚乐，做腹部、腰部和臀部的前后摇摆动作，直至疲劳。

第六节
按摩塑身，完美体形

女人的形体美不仅仅反映着她拥有姣好的外貌，还反映出女人的思想修养和精神面貌。美丽的形体能给人以美的享受，还有利于人们的身心健康，有利于人们寿命的延长，这也就是为什么大多数男人喜欢女模特的原因。我们的面容是与生俱来的，然而我们的形体却是可以后天雕塑的，女性朋友们快行动起来吧！

排出宿便和体毒

【按摩方法】以打圈手势在腹部推按，能有效将宿便和毒素排出体外，从而减轻肚胀情况；然后运用指力由胸口向下推至肚脐位置，这个动作有助改善肠胃问题；举起一边手臂，另一边合起手指由下往上揉按，有助于加速血液循环及舒缓水肿情况；坐下，屈曲小腿，双手握成拳头，于腿部由下而上推按，此动作能有效促进血液循环。

【功效】能消滞及疏通大小肠，促进新陈代谢，减轻由于压力而引起的身体失调，清除体内毒素。

消除臂部赘肉

【按摩方法】手臂向上弯曲，另一手手掌握住上臂下方；以指腹轻捏手臂下方，从关节处到腋下位置；重复动作10～20次后再换手。手臂稍微弯曲，另一手以指腹轻捏整个上臂，重复动作10～20次。

【功效】手臂按摩是对手臂部位进行刺激的一种按摩方法，通过按摩使血液向腋窝顺畅流动，可排出体内乳酸、毒素，防止肌肉松弛。

消除大腿赘肉

【按摩方法】采用坐姿，双手放在同一膝盖上；手掌和指腹紧贴大腿，以画圈的方式向上按摩整个大腿，再回到原点；重复动作10～15次，再换腿按摩。双手置于大腿内侧，双手指腹稍微用力轻捏大腿内侧，由下往上进行按摩；重复动作10～15次，再换腿。

【功效】如果体内毒素不能很好地排出而形成堆积，大腿后部就会产生很多脂肪团。此项按摩可以促进大腿部位的血液流动，使毒素沿着肛门方向排出。

消除小腿赘肉

【按摩方法】双手置于小腿肚；手掌包住小腿，以手掌由下往上轻捏小腿肚；重复动作10～15次，再换腿。

【功效】虽然小腿部分的赘肉很难消除，但通过按摩不仅能够使小腿得到彻底放松，而且还可以消除小腿的充血和浮肿，从而起到纤细小腿的作用。

在做手臂和大腿的局部按摩时，以10分钟为宜，全身按摩以30～40分钟为好。如果觉得按摩效果好而做很长时间，反而会有很多副作用。有效按摩通常是从靠近心脏的部位开始，而在远离心脏的部位结束。

第七节

"牛面式"瑜伽，让乳房立起来

"牛面式"是瑜伽中很重要的组成部分，不仅对于女性朋友的身体健康有着极大的好处，而且还能够促使女性朋友的乳房挺立起来呢！如果女性朋友正在为自己的乳房小、乳房发育不良以及乳房下垂等问题发愁，那么不妨试一试"牛面式"，坚持训练，最终你的乳房将会如愿以偿地立起来哦。所以，亲爱的女性朋友，现在你还在等什么呢？赶紧行动吧！

1. 标准动作

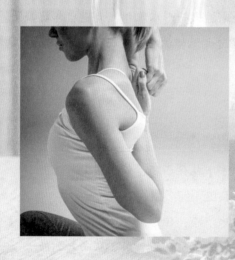

①女性朋友坐在瑜伽垫上，双腿在身体的前面交叠，双手自然地放在身体的两侧。

②女性朋友右手向上举，尽可能地拉长自己的脊背。

③女性朋友右手从肩膀绕过去，双手成掌形在身体的后面相互握在一起。

④女性朋友左右手交换位置，重复上述动作。

2. 神奇效果

提拉乳房，刺激乳房的发育，促使胸部得到完全的伸展，让女性朋友的两个乳房充满力量。

3. 注意事项

在步骤3中，女性朋友不要为了能够使双手握在一起而耸肩，身体成团并不能拉长脊背，而且乳房也不会得到提拉。

第八节
"摩天式"瑜伽，让乳房再不下垂

瑜伽之所以深受广大女性朋友的欢迎，不仅仅是因为它可以减肥，而且还因为通过练习瑜伽减肥是绿色健康的，还能帮助塑形，比如，让女性朋友的乳房再不下垂。女性朋友都知道，坚挺饱满的乳房可以为你增加魅力指数，增强信心，所以，如果你想拥有令人着迷的乳房，不妨试试瑜伽中的"摩天式"吧。

1. 标准动作

①女性朋友自然站立，双手垂于身体的两侧，双腿稍稍分开，脊柱保持挺直。

②女性朋友慢慢地举起双臂，举过自己的头顶，两个胳膊伸直，然后，缓缓地吸气，同时，将脚跟慢慢地提起来，向上拉伸整个身体。

③女性朋友双臂在脑袋后面弯曲，两只手握住对侧的肘部。

④女性朋友慢慢地吸气，上半身渐渐地向前弯曲，直到上半身和腿部成90°直角，自然地进行呼吸，保持这个姿势10秒左右。

2. 神奇效果

舒展身体，拉伸胸部，有效地防止乳房下垂。

3. 注意事项

在步骤4中，女性朋友要注意不能拱背，并且肩部也不要下垂，整个肩背应该与地面平行。

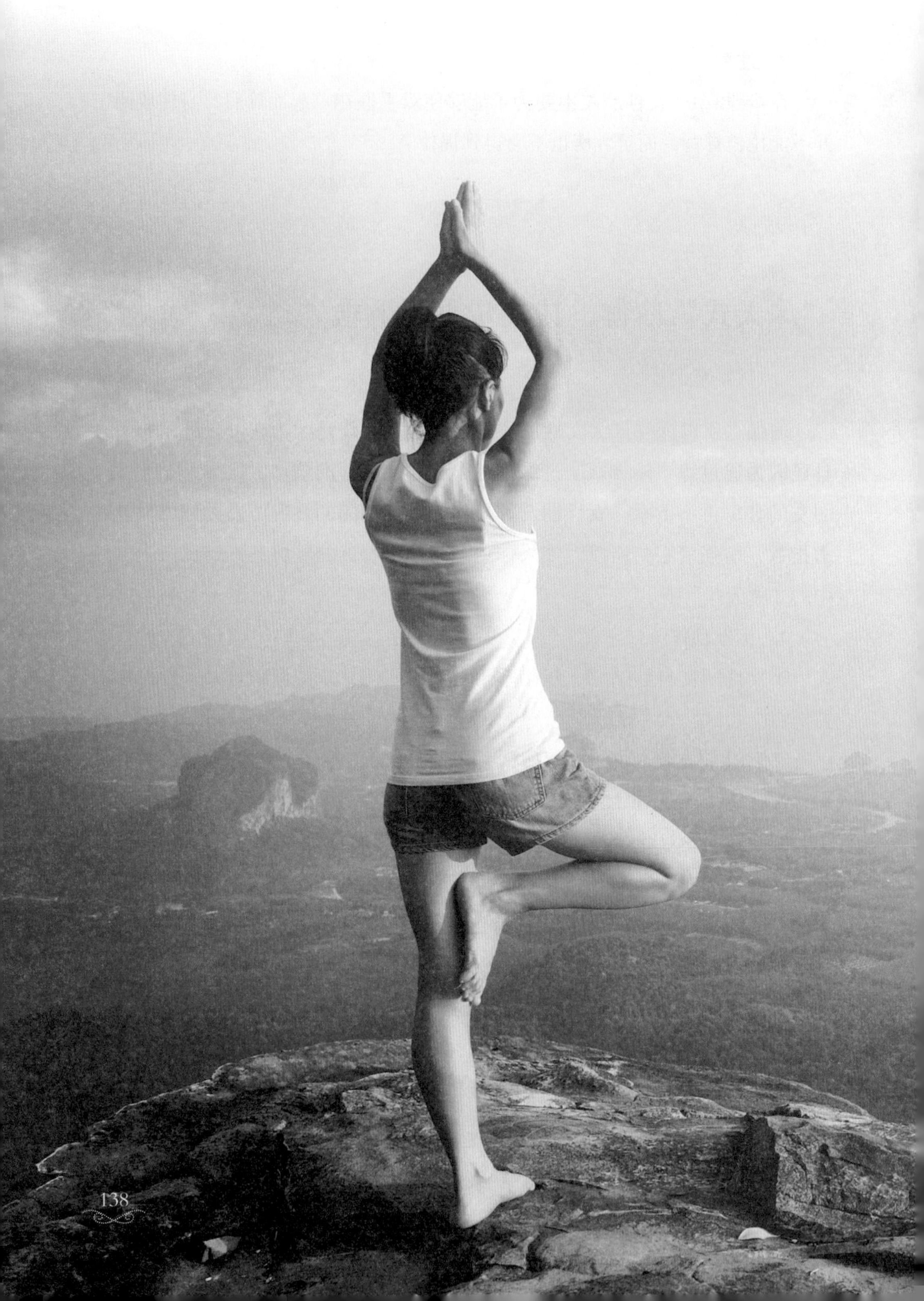

第九节

"山式"锻炼，帮你甩掉"蝴蝶袖"

"蝴蝶袖"本是衣服的一种款式，因为袖子很宽大，展开袖子时，衣服看起来像是展翅的蝴蝶。不过，"蝴蝶袖"还有另外一个含义，那就是形容上臂后方松垮下垂的赘肉。不少女性朋友都知道，"蝴蝶袖"不仅影响自身的形体美，而且还影响乳房健康。一旦她们发现"蝴蝶袖"来袭的时候，往往会又惊又怕，总是想尽各种办法除去这难看的"蝴蝶袖"，但最终的效果并不一定会如她们所愿。其实，亲爱的女性朋友无需太担心，不妨试着每天坚持练习"山式"5分钟，也许一段时间后，你就会发现，你的"蝴蝶袖"居然消失了呢！

1．标准动作

①女性朋友两只脚分开，与肩同宽，自然地站立，脚尖向前，脚掌平行，双手成掌自然地垂于身体两侧。与此同时，身体的重心都分布在两只脚掌之上，想象一下脚趾紧紧地抓地面的情景。

②女性朋友的两只手成掌形向上进行延伸，并且尽最大的可能将脊背拉长，双手十指在头顶的上方相握，肩膀向下放松。

2. 神奇效果

拉伸胸部，促使乳房经络通畅，有利于消除"蝴蝶袖"。

3. 注意事项

在步骤2中，女性朋友要注意不能耸肩，否则很容易致使颈肩部受力增大，并且受力不均匀，这样一来，身体就会变形。熟练之后可以单腿站立，效果更好。

第十节

坚持"u""n"锻炼，越活越健美

随着时间的推移，我们每个人会慢慢地变老。不过，有人可能会问："为什么同样是35岁，我看起来这么老，身材已经变形了，而她看起来却还是那么年轻，皮肤吹弹可破，而且她的身材仍然是前凸后翘，保持完美的曲线呢？"

其实，这个问题并不难回答。尽管每个女人都会随着时间慢慢变老，但是有些女性朋友平时很注意保养，而有些女性朋友则放任不管，甚至还有很多不良生活习惯或饮食习惯，那么这些女性朋友衰老的速度自然会有所差别了。

亲爱的，你是否也想要永葆青春，留住美丽容颜呢？你是否也想越活越年轻，今年28岁，明年18岁呢？那么，就请你每天坚持"u""n"这两个动作15分钟吧。

1. 标准动作

①女性朋友平躺在床上或者其他地方，双手将头抱住，用后腰作为支

撑，然后将双腿曲起来，使整个身体呈现出"u"状。

②女性朋友自然地站在床上或者地上，双手伸直，掌心向后；然后双臂向后慢慢地弯曲，与此同时，小腹部位凸起来，用四肢的力量支撑身体，整个身体呈现出"n"状。

2. 神奇效果

增加身体的柔韧度，拉伸腹部及乳房等，帮助身体塑形，促使女性朋友的身材前凸后翘。

3. 注意事项

刚开始做的时候，女性朋友可能会感觉难度有些大，不要急于求成，要慢慢地来。如果不能直接完成第二个动作，那么女性朋友也可以借助墙壁来完成：背对墙壁，双手举起，扶住墙壁，然后慢慢地向后，直到整个身体呈现出"n"状。

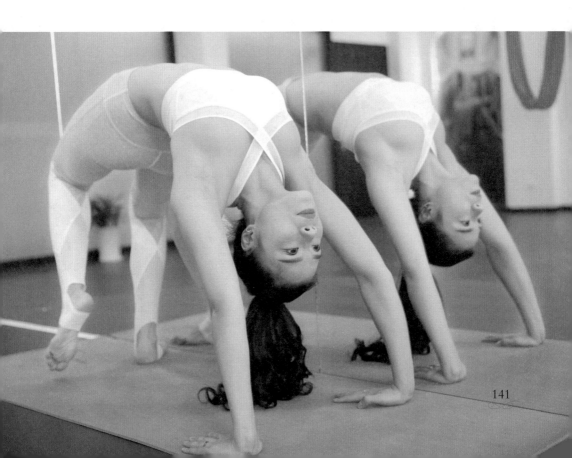

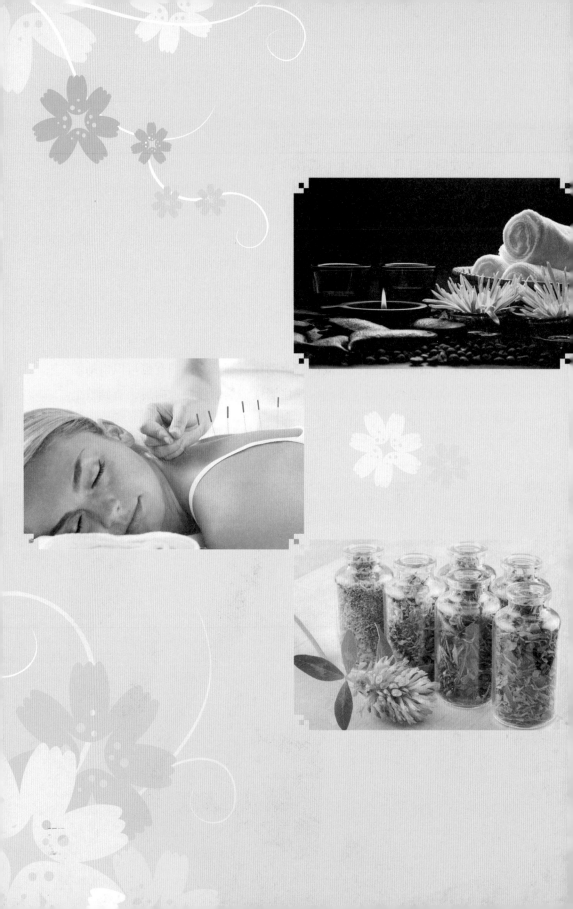

第九章

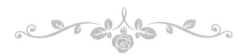

补气血，神奇艾灸知多少

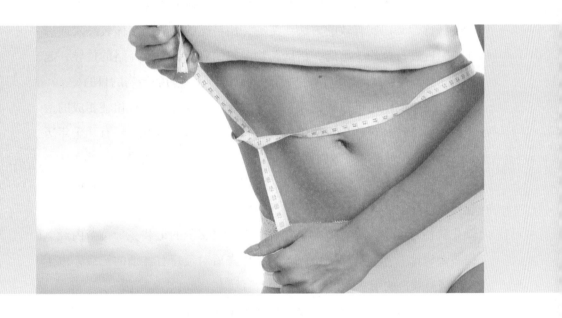

　　前面我们讲了一些减肥塑身的方法，可能有些女性朋友已经亲身体验过，但是效果不好。为什么呢？原因不是出在方法上，而是准备工作做得不到位。塑身的准备工作就是保证气血的充足，只有气血充足了，减肥塑身才能事半功倍。这一章，我们就重点为大家介绍一些保养气血的神奇方法——艾灸。

第一节

初识神奇艾灸，养生塑身两不误

艾炎产生于我国远古时代，中医学总结具有防病治病、养生延寿的一种简便易行，又切实有效的方法。艾炎，用易燃的艾绒等在体表经穴或患病部位附近进行烧灼、熏烤，借助药物温热的刺激，通过经络的传导，起到温通气血，扶正祛邪的作用，从而达到保健养生、防病治病的目的。

由于艾灸的作用机理和针疗有相近之处，并且与针疗有相辅相成的治疗作用，通常针、灸并用，故称为针灸。针灸治病，虽然已经有几千年历史，但现代人说针灸，多数时候仅指针疗，已经很少包含艾灸的内容了。

殊不知，古人用艾灸疗法健身、防病、治病，其实比针疗更普遍。早在春秋战国时期，人们已经开始广泛使用艾灸法，如《庄子》有"越人熏之以艾"，《孟子》也有"七年之病求三年之艾"的记载。《黄帝内经》《伤寒杂病论》《扁鹊心书》等医学著作先后对灸疗有详细的记载，由于灸疗经济有效，便于掌握，在民间流传广泛。

现代人常以针灸并称，误以为针和灸是同一种疗法，其实并不是这样的。针和灸都是建立在人体经络穴位的认识之上，但针疗产生的只是物理作用，而艾灸是药物和物理的复合作用。特别是两者治疗的范围不一样，所谓"针所不为，灸之所宜"，指的就是其中的区别。

关于艾灸的起源很神奇。据研究表明，灸的发明应是原始人用火时，某一部位的病痛受到火的烘烤而感到舒适，便主动用火烧灼治疗更多的病痛。艾草古时候又叫冰台，古人在占卦之前，制冰取火，以艾为引，就在这种引天火的仪式氛围中，巫者把龟甲兆纹与人体的血脉取得模拟想象，思索中医的火论与气论，进而产生了艾灸这种神奇的治疗手段。

艾灸疗法的适应范围十分广泛，在中国古代是主要治疗疾病的手段。中医学认为，艾灸有温阳补气、温经通络、消瘀散结、补中益气的作用。《黄帝内经》"大风汗出，灸意喜穴"，说的就是一种保健灸法。《庄子》记载圣人孔子"无病而自灸"，也是指用艾灸养生保健。日本人须藤作等做过的灸法抗癌研究，还表明艾灸可以使皮肤组织中潜在的抗癌作用得到活化，起到治癌抗癌的作用。

艾灸补益，主要通过两种方法实现。一是直接补益，如对肾俞、命门等穴直接施灸，起到直接补益肾阳的作用；二是间接补益，比如艾灸足三里，可以调整脾胃的功能，使得食欲增强，胃肠道的消化吸收功能也增强，使得气血生化之源充足，从而补益了心血、肝血等，起到了间接补益的作用。

艾灸防病、治病的作用，大多数源于艾灸的补益作用，其原理有四：

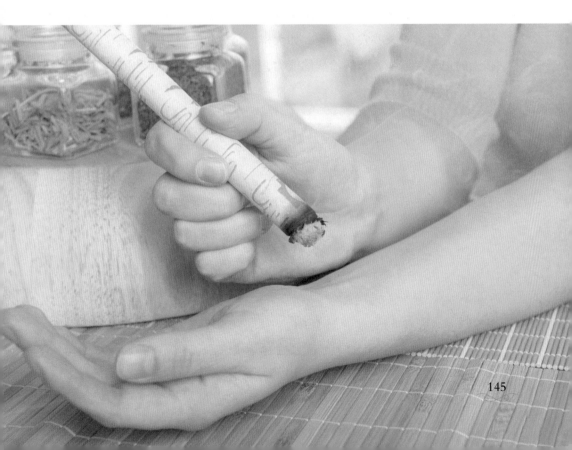

1. 调节阴阳

人体若阴阳平衡，身体则健康；若阴阳失衡，人就会发生各种疾病。艾灸可以调节阴阳补益的作用，从而使失衡之阴阳重新恢复平衡。

2. 调和气血

气是人的生命之源，血为人的基本物资。气血充足，气机条达，人的生命活动才能正常。艾灸可以补气、养血，还可以疏理气机，并且能升提中气，使得气血调和以达到养生保健的目的。

3. 温通经络

经络，是气血运行之通路，经络通畅，则利于气血运行，营养物质之输布。寒湿等病邪，侵犯人体后，往往会闭阻经络，导致疾病的发生。艾灸，借助其温热肌肤的作用，温暖肌肤经脉，活血通络，以治疗寒凝血滞、经络痹阻所引起的各种病证。

4. 扶正祛邪

正气存内，邪不可干。人的抵抗力强，卫外能力强，疾病则不易产生，艾灸通过对某些穴位施灸，如大椎、足三里、气海、关元等，可以培扶人的正气，增强人防病治病的能力，而艾灸不同的穴位和部位可以产生不同的补益作用。

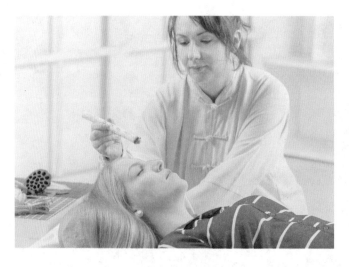

无论是调节阴阳、调和气血，还是温通经络，扶正祛邪，艾灸对人体起到了一个直接的或间接的补益作用，尤其对于虚寒证，所起的补益作用尤为明显。正是这种温阳补益，

调和气血的作用，帮助人们达到防病治病、保健养生的目的。

以上这四个作用，也得到了现代医学研究的证明。现代医学研究认为，艾灸的影响主要在3个方面：

1. 对消化系统的影响

艾灸的补益作用主要是通过对胃肠活动的变化，消化腺分泌的变化等实现的。在对犬的足三里施灸时，发现犬的胃肠活动出现兴奋性和抑制性的改变。艾灸对人体内各种分泌腺均有一定的调整作用，如胃液分泌过多者，灸之可抑制胃液的分泌；而胃液少者，灸之可促使胃液分泌。艾灸对于胆汁、唾液也有良好的调节作用。

2. 对循环系统的影响

灸天突、百会穴后，脑血流图的若干指标均有显著变化，提示艾灸可以起到扩张脑血管，改善脑血管弹性，增加脑血流量的作用。脑循环的改善可加速患者大脑功能和脑细胞代谢的恢复，可提高记忆，改善睡眠，使临床症状得到明显改善。

灸足三里、三阴交、曲池可以改善微循环，降低血流凝聚。

3. 对免疫功能的影响

艾灸大椎穴可增加白细胞数量，其中以中性粒细胞升高明显，说明艾灸有增强免疫功能的作用。

当然，艾灸还少不了减肥方面的功效：艾灸最大的作用就是补阳气和灸通经络，而艾灸减肥也是如此，通过艾灸对应的穴位，直至打通经络，活化细胞来达到一个艾灸减肥效果。通过艾灸产生的艾热减肥，因为艾热及其艾绒易渗透人体，而艾灸阿是穴来渗透到人体脂肪多的地方，通过细胞温度每提高一度，就可以让细胞利用氧气的氧化率提高2.5倍，迅速让细胞消耗来达到一个减肥效果。

除了一些特定的穴位外，艾灸减肥需要从脾胃两处入手，通过这艾灸脾胃两处，活络气血，补其阳气，对于艾灸减肥效果更佳。艾灸减肥还有一个重要的原理就是，通过艾灸穴位来达到一个祛除湿气与水分来减肥。

第二节
学艾灸，这几件事得搞清

用艾灸，第一要义是选穴。

选穴要少而精。比如补脾胃，那就可以集中灸中脘。补脾胃的穴位有很多，像中脘、足三里、脾俞穴、胃俞穴等都是。治疗一个疾病的时候，一般书本或专家给大家列出很多穴位，但艾灸一次，一定要把一个穴位灸透，就像打井一样，灸不透没有作用的。灸透，才能灸到有感觉，有灸感，有疗效。所以，穴位再多，宁可选一两个灸透，而不是一个穴位灸不了一分钟就换另一个。

那么，怎么才算灸透呢？

这个虽然很难量化，但可以大致跟着感觉走。比如说，这个穴位在艾灸的时候一定要被"打开"。打开之后，热量才能够通过穴位和周边的皮肤渗进身体去的，而不是说浮在皮肤表面，产生刺热刺热的感觉。

浮在表面，就不是艾灸，而是"烤肉"了。

举个例子。悬灸，距离皮肤有三、四横指宽的高度。灸上去的时候，不要产生特别热特别热的逼压感（壮火食气，太热了反而耗气），稍微有一点热量就行。第一，不要去离得太近，一个适中的距离和温度就够了；第二，施灸者和受灸者都必须保持一个安静的状态，才能产生热量能够渗进皮肤的感觉。

第二个问题，艾灸多长时间才合适？

这个因人而异。因为每个人的情况不一样，每个穴位也不一样，病症也不一样。一般来说，建议每个穴位15~20分钟。

第三，艾灸的真正要义是静。

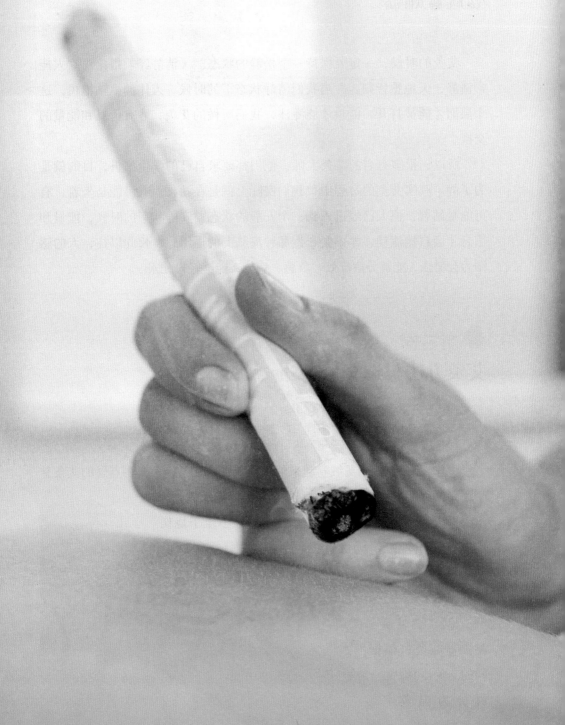

艾灸的时候，一定要保持一个松静的状态。《清静经》指出："人能
常清静，天地悉皆归。"当我们清静状态下的时候，人体的枢轴枢机，这
个层面才能被打开，能量才能灌注，我们所做的艾灸，才有信息和能量的
交换。

所以，很多有名的艾灸大师，他们都要求自己的学生站桩，目的就是
为了静。其实艾灸的过程中，我们实际上就是在站桩。有可能是坐着，有
可能是站着，但人已经进入到一个安静的状态。安静状态的时候，能量和
信息才会自然流动，才不会产生那种皮肤上的逼压感。长此以往，人的感
知力会增强，能够分辨疗效、灸感、病气，能够轻松配穴。

🍃 第三节
艾灸方法与选艾

1. 艾灸方法

（1）悬灸：使用艾绒卷起来的长条状圆柱艾条施灸。将点燃的艾条悬
于距离施灸部位一定高度进行熏烤，一般艾火距皮肤约3厘
米，每次灸5～10分钟，使皮肤有温热感而不至于烧伤
皮肤，以出现红晕为度。操作时
分为温和灸、回旋灸、雀啄
灸3种方法。

（2）器具灸：使用
温灸器施灸，根据不
同的艾灸器具，
可分为温灸
盒、温灸筒、

温灸杯等。它的优点是可以固定在身上，操作方便，刺激作用温和。

（3）间接灸：又称隔物灸，是在皮肤和艾炷之间隔上某种物品而施灸的一种方法。作为间隔的物品通常有姜、蒜、盐、药等，分别称为隔姜灸、隔蒜灸、隔盐灸、隔药灸等，因为间隔的物品不同，治疗作用也就不同。

（4）直接灸：使用艾绒捏成的圆锥体，也叫艾炷，直接放于身体穴位和病痛处点燃施灸的方法。一般艾炷可分为大、中、小三种，大者如蚕豆大小，中者为黄豆大小，小者为麦粒大小，皆为上尖下大的圆锥体，便于平放和点燃。直接灸分为两类，灸后不留瘢痕的称为无瘢痕灸；灸后皮肤出现化脓甚至结痂的，称为瘢痕灸。

2. 选艾为什么是陈艾好

历代医家反复强调，施艾需用陈年艾。早在春秋战国时代，《孟子》有"七年之病求三年之艾"的记载，明代医家李时珍《本草纲目》也指出："凡用艾叶，需用陈久者。"这是为什么呢？

从效果上来说，新艾施灸火烈且有灼痛感，而陈艾施灸则相对柔和，灸感明显效果好。陈艾灸火"温而不燥，润能通经"。燃烧时陈年艾绒热力温和，能窜透皮肤，直达深部，经久不消，功效强劲。

这是因为陈艾叶含挥发油少，燃烧缓慢，火力温和，燃着后烟少，艾油已经完全挥发掉，不会对人体造成危害，而且渗透力好，艾灰不易脱落；而新艾则没有这些优点，新艾气味辛烈，含挥发油多，燃烧快，火力强，燃着后烟大，艾灰易脱落，容易伤及皮肤和血脉；新艾中的挥发油没有完全挥发掉，不仅不能达到治疗效果，而且可能对人体产生一定的危害。

陈艾可以从气味和颜色来鉴别，陈艾一般呈淡黄色，而新艾一般呈青绿色，陈艾因其中的艾油大量挥发、含量低，故气味纯净温和，新艾因艾叶含油量高，故闻起来有强烈的刺激性气味。

陈艾以颜色发土黄或是金黄色、艾绒柔软无杂质视为上品。

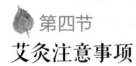

艾灸注意事项

（1）艾灸适宜人群：①寒性体质（手脚冰凉、精力不济、易受寒、怕冷、腹泻等）；②少年、青年、老年，男性、女性，甚至刚出生的婴儿都可以艾灸，只要是寒性体质就可以，或者是要治疗因为受到湿寒或寒邪而导致的病痛；③艾灸多用于虚症、寒症、阴症为主的疾病，阴虚阳亢，邪热内盛，热症和实症不适合。

（2）艾灸不适宜人群：①热性体质（口腔溃疡、脓包、怕热不怕冷、便秘等）人群；②女性例假期间不可艾灸；③高热病人、大饥大饱、过度疲劳、身体红肿的人不适宜用艾灸。

（3）艾灸前注意事项：①艾灸前关小门窗，夏天不可开空调；②饭后不可马上艾灸；③脉搏每分钟超过90次以上禁灸；过饥、过饱、酒醉禁灸；孕妇的腹部和腰骶部、身体发炎部位禁止艾灸！

（4）艾灸后注意事项：①艾灸后半小时内不要用冷水洗手或洗澡；②艾灸后要喝较平常多量的温开水(绝对不可喝冷水或冰水)，便于排毒，水温可以稍微高点，不可以喝冷开水；③艾灸后不可以马上洗澡。一般情况下，洗好澡后再艾灸。或者艾灸完，隔几小时后再洗澡；④艾灸完，如果出现疲劳乏力精神不济，属正常现象。此时身体在进行休整，可稍事休息，不必劳累。

（5）以下情况不要施灸：①极度疲劳、过饥、过饱、酒醉、大汗淋漓、情绪不稳，或妇女经期忌灸；②某些传染病、高热、昏迷、抽风期间，或身体极度衰弱等忌灸；③无自制能力的人如精神病患者等忌灸。

（6）艾灸中注意事项：①要专心致志，思想集中，不要在施灸时分散注意力，以免艾条移动，不在穴位上，影响效果；②对于养生保健灸，

则要长期坚持，偶尔
灸是不能收到预期效
果的；③应找到适当
的支撑点，使持艾条
的手保持平稳，避免
因手不稳，使燃烧的
艾条碰触并烫伤皮
肤；④要注意体位、
穴位的准确性，一方

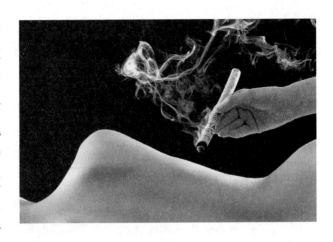

面要适合艾灸的需要，同时要注意体位舒适、自然；⑤眼睛应避开艾灸产
生的烟，以免使眼睛出现流泪等不适；实施艾灸的房间可通风，以便散烟
雾，但人应避风而坐；⑥艾条燃烧产生灰烬，应及时将灰弹掉，以免掉到
身上，灼伤皮肤。装灰的容器应为不可燃的铁、玻璃等制品，以防灰里火
星复燃；⑦因施灸时要暴露部分体表部位，在冬季要保暖，在夏天高温时
要防中暑，同时还要注意室内及时换取新鲜空气；⑧要掌握施灸的程序，
如果灸的穴位多且分散，应按先背部后胸腹、先头身后四肢的顺序进行；
⑨施灸要循序渐进，初次使用要注意掌握好刺激量，不要一开始就大刺激
量；⑩注意施灸温度的调节，用食指和中指置于施灸部位两侧，以感知施
灸部位的温度，做到既不致烫伤皮肤，又能收到好的效果；如若不小心灼
伤皮肤，局部出现小水泡，只要注意不擦破，可任其吸收。

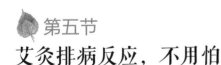

第五节

艾灸排病反应，不用怕

用艾灸的人都知道，很多人经过一段时间的艾灸，会出现排病反应。

什么是排病反应呢？就是全身多处起红疹之类的。如果到了这种排病反应阶段，基本就会搞得人很焦虑，寝食不安，而且痒的人难以睡眠。

但是，这种反应的出现是正面的，说明体内的病邪正在清除。故艾灸之路需要坚定信念，在调养身体的同时也是在调养情志。艾灸过程中有可能会有各种排病反应发生，如果你遇到了严重的排病反应，请不要太过焦虑，要想着这是体内正邪的一次较量，要抱着必胜的信念，才能把病邪排出，身体才会更上一层楼。

现在，就让我们细数一下排病反应都有哪些，做到心中有数。

（1）出汗其实是排毒的过程：在艾灸的时候，感觉出汗，灸后出汗，这是排出湿毒的一种方式，这种现象有可能会持续几天或更久。有的人出汗一个阶段后，开始起红疹、硬疙瘩，这也是排毒的一种表现。一般继续艾灸，红疹会慢慢下去，硬疙瘩边艾灸、边按摩，也会慢慢消失，这属于皮肤排毒的一种现象。

（2）艾灸后发烧不用怕：这是身体的自我保护机制启动的一种表现，身体想通过高温的方法杀死体内病毒，于是就出现了发烧的情况。成人如

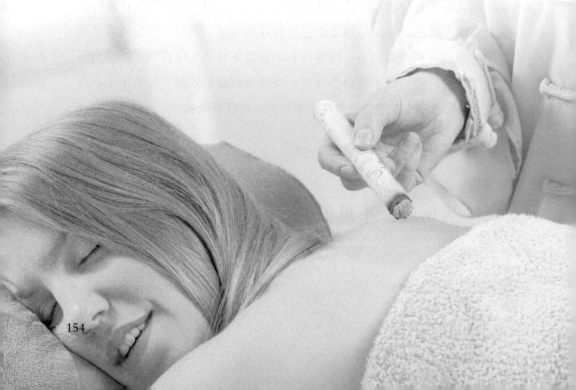

果出现这种情况，是非常好的现象，大家不要害怕。

（3）艾灸肠胃反应：肚子"咕咕"叫表明肠胃在不断蠕动，将肠胃等地方的湿寒病邪通过肠道排出体外，一旦肚子咕咕叫，可能很快就要排便了！很多人奇怪，为什么艾灸后会出现这种情况呢？那是因为之前肠胃功能被寒湿病邪打的毫无招架之力，难以自保，而通过艾灸，肠胃阳气大盛，因此有了和病邪做斗争的能力！

（4）灸后情绪激动：多见于经常生气、压力大的人，这些人体内的酸毒积累越多，代谢功能越会受到影响，所以艾灸一段时间之后，体内的阳气会上升，有能力将郁气排出体外，所以会以情绪的方式发泄出来。比如说容易发怒，看什么都觉得不对，而且经常会感觉到悲伤，甚至会感觉到非常委屈、想哭，这都是情绪发泄的正常表现。

（5）排尿多：这也是从尿道排出毒素的一种表现，此时应该多喝水。一般灸后尿频的，提示肾脏和泌尿系统不是很好；女性提示妇科会有问题。

（6）拉肚子：有些人出现频繁拉肚子，这也是一种排病气的反应。

（7）咽喉肿痛，牙痛等上火：此时多喝水，或煮一点绿豆粥来喝，严重的可以停灸，待这些症状过去后，继续艾灸，可能还会有上述症状发生，一般反复几次后，就没有了上火的症状。

（8）口干：正常现象，可以多喝水，降火气。

（9）头晕耳鸣，眩晕：可以停下来，休息几日。如果这种反应迟迟不过，在大椎点刺放血或刮痧，这种反应会慢慢消失，有的人会重复这种反应2、3次后，慢慢适应。

（10）肢体冰凉：这是用艾灸后寒气在体表的反应，有的是脏腑内的寒气表现在体表，这种反应在冬天和春天的季节更加严重，有这种反应的，说明身体阳虚的厉害。

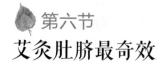

第六节
艾灸肚脐最奇效

　　脐，俗称肚脐眼。以现代医学的观点看，"脐"只是初生儿脐带脱落后遗留下的一个瘢痕组织。中医学认为，脐中是一个具有治病作用的重要穴位，名叫"神阙"。此穴被认为是经络之总枢，经气之汇海，能司管人体诸经百脉。当人体气血阴阳失调而发生疾病时，通过刺激或施药于神阙穴，便有调整阴阳平衡、气血和畅的功能，收到祛邪治病之功效。

　　我们知道，胎儿在母体的时候，是靠脐带连接到胎盘接受母体的营养。所以，古往今来的医学名家都十分注重神阙的保养，称神阙为人体的"先天之本源，生命之根蒂"。神阙穴可以灸而不能针。艾灸神阙穴能温通元阳、调和脾胃、益气养血，有提高免疫力、调节脏腑功能，延缓衰老的作用。

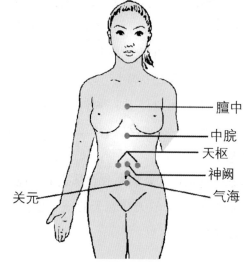

膻中
中脘
天枢
神阙
气海
关元

穴位图：神阙穴

　　艾灸神阙穴有两种，一种是直接灸，一种是隔姜灸。

艾炷直接灸

将燃烧的艾炷直接悬在脐中上方（1厘米左右）施灸，以觉得有温热感为度。每次灸15~30分钟，每日1次，连灸10次为1个疗程。全年可不定时灸3~5个疗程，秋冬季施灸效果更佳。因体质素虚而出现的胃肠功能紊乱、神经衰弱等疾病用此法防治效果较好。

神阙隔姜灸

把姜片上穿刺数孔，覆盖于脐上，点燃艾炷在姜片中啄灸，以感温热且舒适为度。每次灸15~20分钟，隔日1次，每月灸10次，冬至开始灸最好。此法对寒邪引起的消化不良、腹痛诸症有预防作用。

除了艾灸，还有贴敷疗法，根据病情把中药研成粉末，用胶布贴在肚脐上，达到治病的目的。这就是我们中医说的脐疗。

据明代都穆《都公谈纂》记载，永乐年间，嘉兴人刑部主事金晟在一次抓捕强盗的过程中，发现强盗的头目竟是一位寿星。这个寿星"面如童子"，但已经"年百八十五岁"了。金晟一开始不信，于是派人到犯人原籍调查，结果发现犯人没有说谎。于是，金晟亲自审问匪首，问他养生之秘。那个匪首说，他年轻的时候在荆山遇到一位异士，那位异士常以草灸其脐，于是自己就学了过来，长期操行，"遂知至此耳。"

类似的记载也见于其他古代医书中。如宋代《针灸资生经》也记载了一位寿星，从小灸脐中。《清太医院选方》还专门记载了一个毓麟固本膏的贴脐方，传说慈禧太后曾使用过。

有趣的是，肚脐的养生功效在科学上得到了某种程度的佐证。科学家测量人体，惊奇地发现肚脐就在"黄金分割点"上。即从肚脐到脚的长度，与肚脐到头顶长度的比值，恰好等于0.618。实验研究也证明：通过药熨、艾灸等刺激，有助于调节人体神经系统及内分泌活动，尤其是能显著增强人体免疫功能，从而能起到扶正祛病、益寿延年之作用。

一般来说，灸脐注意事项有三：第一，脐部有损伤、炎症者及孕妇禁用；第二，刚吃完饭或空腹不宜灸脐；第三，艾灸不可离脐部太近，否则易烫伤。

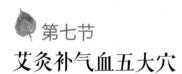

第七节
艾灸补气血五大穴

1. 后天之本足三里

足三里位于小腿前外侧，当犊鼻下3寸，距胫骨前缘一横指，按压有明显的酸涨感。足三里是人体穴位中运用最多的穴位，是脾胃作为后天之本、气血生化之源的穴位代表。气虚血虚、消化疾病首选足三里。因为足阳明胃经属多气多血之经，足三里有气血双补的功能，常用于治疗头晕、耳鸣、失眠、瘫痪、便秘、胃痛、腹胀、腹泄、消化不良、食欲不好、胃溃疡、胃炎、胃十二指肠溃疡、胃下垂、阑尾炎、急慢性肠炎等疾病。现代医学研究证明，足三里这个穴位能够提高免疫力，足三里具有双向调节作用，所以从古代起就被作为要穴来对待。药王孙思邈《千金方》曾说过"若要安，三里常不干"。这句话就是说，如果要想身体健康，足三里穴要经常保持不干燥。所谓"不干"，是因为在古代使用灸法都是采用化脓灸。

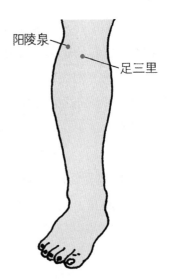

穴位图：足三里穴

当然，现代人如果身体不错只是保健保健，不必非化脓灸，时间也不用太长，每次十几分钟，一星期灸2～3次即可。如果身体差、气血差的，灸的时间需要长几分钟，按摩后再灸效果更好。

2. 补一身元气关元穴

关元在下腹部，前正中线上，当脐下三寸。简便取穴，四指并拢，置于脐下横量，在小手指的下缘处取穴。关元穴的作用：温肾阳、提性欲、补

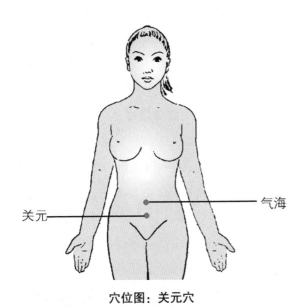

穴位图：关元穴

虚、壮阳的作用。关元穴是小肠经的募穴，也是脾经、肝经、肾经、任脉的交穴。位于下焦，内有肾脏、小肠、膀胱、胞宫、前列腺等脏腑组织，故有统治三阴经、任脉诸经疾病、补肾壮阳、温通经络、理气和血、补虚益损、补一身之元气等作用。是男子藏精、女子蓄血之处。从古到今都把此穴作为保健要穴。

3. 脾胃之疾找中脘

中脘在上腹部，前正中线上，当脐上4寸。简便取穴，自己手脐上四横指。中脘穴为腑会穴，同时又是胃的募穴，因此对于六腑的功能均有调节作用。尤其是对于胃的各种疾病具有良效，总之以治疗消化系统为主，如胃痛、腹痛、腹胀、呕吐、反胃、食不化、肠鸣、泄

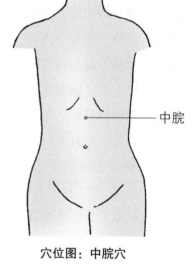

穴位图：中脘穴

泻、便秘、便血，现在常说的胃炎、胃溃疡、十二脂肠球部溃疡等一切脾胃之疾无所不疗。可以按摩、艾灸疗法。如有脾胃不好的朋友，赶快行动吧。

4. 动力之源命门穴

命门穴在腰部，当后正中线上，在第14椎下，也就是第2腰椎棘突下，前方平神阙穴。因本穴在两肾之间，也和两侧足太阳膀胱经肾俞相平。因此有生命之门之称，是人体生命活动的动力源泉所在。命门穴的功能体现了肾阳的作用，对男子所藏生殖之精和女子胞宫的生育功用有重要

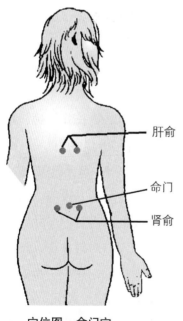

穴位图：命门穴

影响，对各脏腑的生理活动，起着温煦、激发和推动作用，对饮食消化、吸收与运化，以及水液代谢等都有促进作用。因此认为是藏真火之穴。临床上命门火衰的症状基本和肾阳不足是一样的。命门火衰主要表现四肢清冷、虚损腰痛，或五更泄，男子阳痿、早泄、遗精，女子月经不调、痛经、宫寒不孕等虚寒症状。

5. 补肾首选太溪穴

太溪在足内踝与跟腱之间的凹陷处，用力按压时，脚趾会出现麻木感。太溪穴为肾经的原穴，是肾经原气经过和停留的腧穴。肾藏精分化阴阳，因此无论肾精虚还是肾阴阳不足，都可以由

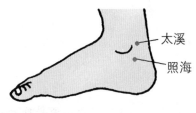

穴位图：太溪穴

太溪穴来补养。如治疗肾阴不足，阴虚火旺导致的咽喉肿痛、口腔溃疡、耳鸣耳聋、失眠、健忘，或者肾阳亏虚出现的肢冷、下肢水肿、阳痿等疾病，可以按揉、按压，以酸痛为适，力量大些以脚趾感觉到有麻木为宜，也可用艾灸。

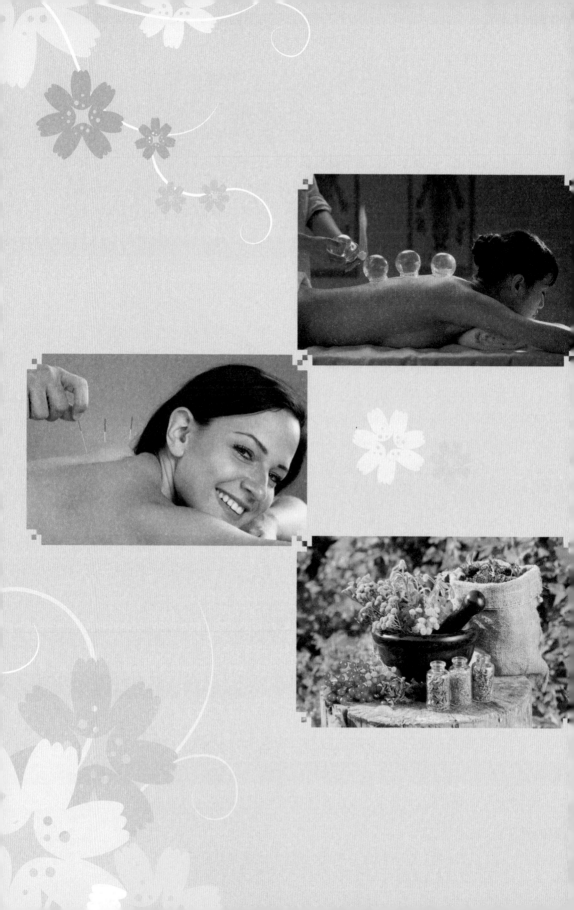

第十章

护气血，身体处处有妙药

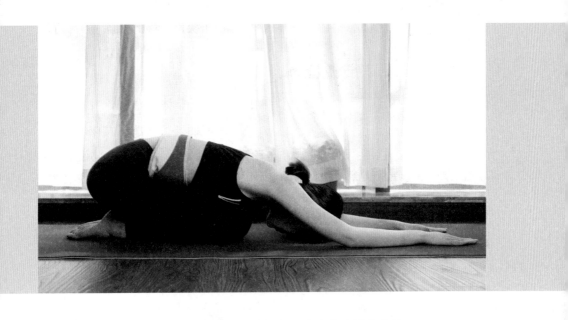

　　补气养血，美丽塑身，其实是一件非常简单的事情，因为人自身有很多你不知道的"妙药"，适当按摩拍打，补气养血，从根本上塑身美容，既方便又实用，值得每个女性朋友深入学习。

第一节
摩头，养气血从"头"开始更年轻

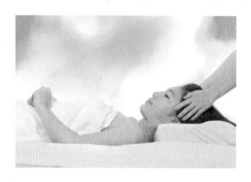

人的头部属于人体的主宰，有许多经络或直接汇集于头部，或间接作用于头部。因此，除梳头、刷发外，还可经常对这些穴位进行按摩，从而促进血液循环，改善营养代谢，提升整体气血水平。

一般而言，油性头发在按摩时手法应轻柔一些，干性发质按摩时应较有力度些，以刺激腺体分泌油脂。为了使按摩效果更好，可用手指从颈部以圆圈方式按摩滑至前额，然后再越过发际。每周至少按摩1～2次。此外我们还可以配合着以下几个有效穴位进行按摩：

◦ 按阳池 ◦

【按摩方法】用手指轻轻按手腕正的阳池穴，速度为每分钟30次。

【美容功效】可有效增强植物神经的作用，使内脏功能及肾功能正常运转，也可促进头脂、汗腺的正常分泌。

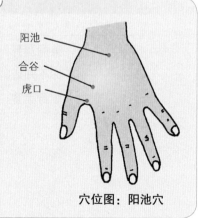

阳池
合谷
虎口

穴位图：阳池穴

• 按太溪 •

【按摩方法】用拇指静按脚踝上的太溪穴（属肾经）2分钟，此动作重复3次即可。

【美容功效】太溪穴是人体重要的穴位，它能有效支配头发上的营养成分，可促进女性激素的有效分泌，从而使头发更加靓丽、富有弹性。

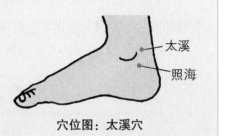

穴位图：太溪穴

• 揉中脘 •

【按摩方法】将左手掌放至右手掌之下，重叠于上腹部中脘穴的位置，先逆时针按揉50～100次，然后再换另一只手在下，顺时针按揉50～100次，每晚睡前1次。

【美容功效】健脾和胃，补气益血，养发增辉。

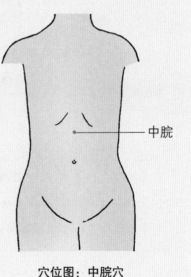

穴位图：中脘穴

擦肺俞

【按摩方法】先左手，后右手，将四指并拢，指掌放于对侧上背部的肺俞穴处，反复斜擦30~40次。

【美容功效】补益肺气，润肤益发。

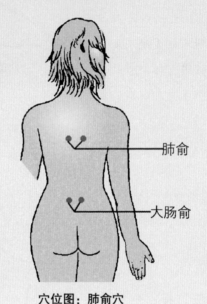

穴位图：肺俞穴

肺俞

大肠俞

振颤按摩

【按摩方法】用右手五指从前额神庭穴向后按至后发际的哑门穴，一共按摩36次，然后用双手五指分别梳理头的两侧，共36次。

【美容功效】可疏通头部血液，防治脱发。

第二节
美丽不求人，按摩告别"黑眼圈"

岁月的痕迹经常会不知不觉显现在我们的眼睛上，再加上平时不注意，工作压力大，黑眼圈、眼袋、细纹就开始在我们的眼睛上蔓延开来，让我们苦恼不已。天天带着"黑眼圈"生活，会给人很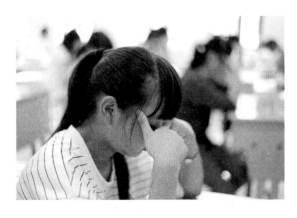
不精神的感觉，这使得"塑身"这个词离我们很远。当这些眼部烦恼袭来时，不要只想着用眼霜、眼膜之类的化妆品来护理，眼部按摩也是一种极为有效的方法。每天花几分钟来按摩一下自己的眼睛，就完全可以帮助你抵抗衰老的入侵。

我就认识这样一位女士，年近50岁了眼睛还是清澈明亮，看不到岁月的痕迹。她保持着良好的身材，出来进去行动优雅，谁也看不出她的年龄。

防治眼部松弛

【按摩方法】用拇指沿着眉骨由内而外地轻轻按摩（有眉毛被抬高的感觉），反复6次。再用食指的指腹沿着眼角到下眼睑再到上眼睑的方向轻轻按，接着再顺着眉骨由内而外地用力推。

【美容功效】此按摩法可以提神醒脑，消除疲劳。

击退黑眼圈

【按摩方法】在上眼窝部，滴1滴精油用食指轻轻地平滑涂抹，再用大拇指以按压穴位方法由内向外进行按压，每次大概停留3～5秒；然后再将按摩区域锁定在下眼睑，用中指指腹轻轻来回地按摩，一次持续时间为5秒。感觉到手指的温热感传递到眼睛上为止，这样重复3～4次。

【美容功效】此按摩法能很好地刺激眼部穴位，促进人体血液循环，有效缓解黑眼圈的症状。

抚平眼角细纹

【按摩手法】用食指和中指按在双眼的两侧，慢慢地推揉眼侧的皮肤，同时闭上双眼。当眼皮垂下时，手指缓缓地朝耳朵方向轻轻拉伸，从1数到5，然后松手。这样反复做6遍。

【美容功效】此按摩法能够很好地促进血液循环，从而有效预防和减少眼角的皱纹。

消除眼下皱纹

【按摩手法】首先在眼周涂上眼霜，然后将两只手的食指按压在双眼两侧，用力朝太阳穴方向拉伸，直至眼睛感到绷紧了为止。双眼闭张6次，然后松手，重复做4遍。

【美容功效】此按摩法可以消除皱纹，健美双眼。

缓解视力疲劳

【按摩手法】两眼微闭，两手手指并拢，用中指和无名指指腹贴附在睛明穴上，然后向外分抹至瞳子髎穴，重复30~50次。

【美容功效】长期坚持按摩可使我们的目光炯炯有神，视力提高，眼周的皱纹会渐渐消失。

女性朋友需要注意的是，面部皮肤是有一定纹理的，错误的按摩只会增加皮肤的皱纹。所以自己在家做眼部按摩时必须注意，手法要轻柔和缓，按照眼部肌肉的分布在眼周做圆弧状滑动，以促进眼部皮肤的血液循环。另外，眼部护理短时间内是达不到效果的，需要持之以恒，长期特殊护理。

平时做做按摩，不但眼睛得到了休息，心情也会得到放松。要想美丽光靠化妆品是不够的，真正的美需要我们保持精神愉悦、心态放松、减少压力、持之以恒，只有做到这四点，美丽才会倾慕于你，快乐和自信才能常伴你左右，使你永远年轻，永不衰老。

 第三节
十二经络拍打，平衡全身气血

每个人自出生起就随身带着可以补充气血的锦囊，那就是我们的经络。它将我们人体内外、脏腑的各个器官紧密相连，将我们的气血源源不断地输送到身体的各个部位，维持着我们身体内外的正常运行。所以我们不仅可以用经络来治病，还可以用它来养护我们的身体，使我们的身体一直保持在一个平衡的状态。

经络可以"决生死，除百病，调虚实"，是控制生命能量的总枢纽。经络通则身无病。所以，拍打手足十二经络可以收到显著的健身效果。

1. 十二经的分布特点

（1）四肢：十二经在四肢的分布很有规律，凡阴经皆布于四肢的内侧，而阳经则布于四肢的外、前、后侧。具体一点说，如将内侧分为前、中、后三部分，则都是太阴经在前、厥阴经在中、少阴经在后。而四肢的前侧、外侧、后侧三部分中，阳明经居前侧，少阳经居外侧，而太阳经居后侧。

（2）头部：头为诸阳之会，手足六阳经脉均会于头部。手足少阳经布于头之两侧，手足阳明经布于面部，足太阳经布于顶部及后头、项，手太阳经布于颊部。以上为阳经布于外；阴经也可上达头部，但其暗行于内。

（3）躯干：此部分的经络为足经，其中足之三阴经及阳明经行于身前，两侧为足之少阳经，背部为足太阳经。

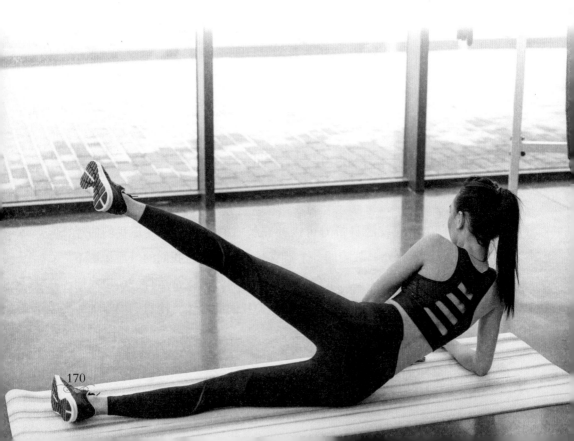

2. 十二经的起止运行方向

（1）总体规律：

① 手三阴经起于胸腹，沿上肢内侧到达指端掌面。

② 手三阳经起于指端背侧面，沿上肢的前、外、后侧上行到达头面部。

③ 足三阳经起于头面，沿体前、体侧、体后、股前、股外、股后下行到达足背外侧趾端。

④ 足三阴经起于足趾端底面，沿下肢内侧上行，直达胸腹而止。

（2）各经走向间的联系：手太阴肺经由胸走手，手阳明大肠经由手走头面，足阳明胃经由头面下行走足，足太阴脾经由足上行走腹胸，手少阴心经由胸走手，手太阳小肠经由手走头，足太阳膀胱经由头走足，足少阴肾经由足走腹胸，手厥阴心包经由胸走手，手少阳三焦经由手走头，足少阳胆经由头走足，足厥阴肝经由足走胸。然后，又由手太阴肺经由胸走手，重复上述循环。

3. 十二经拍打法

（1）手三阳经拍打法：双手从体侧升起，至与肩平，然后先用左手拍打右手，再反过来以右手拍打左手。其部位由手背侧之指背开始，向上经手背、手腕、小臂、大臂、肩、肩背、项、后头、头侧面至面颊部，此为1遍。如此拍打数遍，每侧持续约2~3分钟。其节奏急缓要适中，速度要均匀，轻重以适身为度。

功能：畅达手三阳经气，强健手三阳经脏腑，散局部之外邪，助脏腑之内气。

适用范围：养生强身必练之法，外感头痛、肩痛、落枕等。

（2）手三阴经拍打法：双手自两侧升起，至与肩平，然后先用左手拍打右侧，再以右手拍打左侧。其部位由胸部开始，经肩前、大臂内侧、肘窝、小臂内侧、腕、掌，至手指端，此为1遍。如此拍打数遍，每侧持续约2~3分钟。其节奏、轻重及速度要求同上。

功能：通畅手三阴经脉，调和手三阴经气血，强健其内连的脏腑，祛除其局部的外邪。

适用范围：养生必修之法，胸闷不畅、胸痹闷痛、咳嗽、气郁结胸等。

（3）足三阳经拍打法：双手自体侧升起，至与肩平，然后先用左手拍打右侧，再用右手拍打左侧。其拍打部位由头部侧面至脑后、颈部，下转入背部、腰部、骶部、臀部、股外侧、胫外侧，直到足背、足趾。其拍打速度要稳，节奏要匀，每侧拍打2～3分钟。

功能：通畅足三阳经脉，强化该经脉中营、卫、气、血的循环能力，既可祛邪，又可防邪内侵。

适用范围：用于强身健体，养生防病，或腰腿疼痛、膝关节痛、下肢疲乏无力等。

（4）足三阴经拍打法：双手自体侧升起，至与肩平，然后先用左手拍打右侧，再用右手拍打左侧。其拍打部位由左胸上侧的俞府穴（足少阴肾经）、周荣穴、大包穴（两穴均属足太阴脾经）、期门穴、章门穴（两穴均属足厥阴肝经）开始向下拍打，经腹部、小腹，转入股内侧、胫内侧、内踝，直至足心。其拍打速度要稳，节奏要匀，力度要适中，每侧拍打2～3分钟。

功能：通畅足三阴经脉，强化该经的经气运行，降浊阴，升清阳，扶正祛邪。

适用范围：用于强身健体，养生防病，或胸腹不适、浊气上扰等。十二经拍打法，各有各的功能和适用范围，而实际上它们又是连在一起的。六经拍遍，才算完成一整套的拍打健身法，用时15分钟左右。

经络系统可以充分反映生命的能量，相对应于一日十二时辰，而体现天、地、人三者的互动，古圣说人体就是个小宇宙，事实上，经络学说就是一种时空能量医学，我们如能彻底了解经脉气血循行原理，配合时辰做脏腑保养，既可治病，也可防病，更可养生。因此，我们应该珍惜自身所带的这份治病锦囊，做自己的医生，让我们的身体越来越健康，生活越来越美满、幸福。

第四节
肺经，净化气血祛毒素

肺经起始于胃部，与胃、肺和大肠紧密相联。《黄帝内经》说："诸气者，皆属于肺。"肺主宣发肃降，肺是水上之源，肺开窍于鼻，肺主皮毛。诸气愤郁，皆属于肺，在志为忧悲，在液为涕。肺主皮毛，也就是说，肺脏的阴阳平衡，直接决定我们皮肤毛发的状态。所以，当肺脏有火、内热不清的时候，反映在皮肤表面，就是干燥和出油的双重问题。这个时候，女性朋友就要注意了，你的气血需要净化一下啦。

怎么办？答案就在肺经上的大穴上。

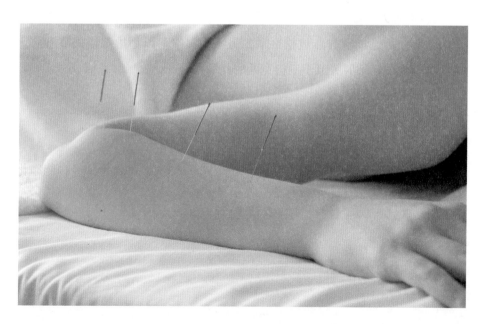

1. 肺经原穴太渊穴

补气效果极佳的大穴位。对于身体虚弱、气不足、讲话有气无力、面色苍白有很好的改善效果。

手掌心朝上，腕横纹的桡侧，大拇指立起时，有大筋竖起，筋内侧凹陷处就是太渊穴。太渊穴是脏腑脉气会聚之处，有调气血、通血脉之功效。

用大拇指的指腹和指甲尖垂直方向轻轻掐按穴位，会有酸胀的感觉。分别掐按左右两手，每次掐按穴位1～3分钟。

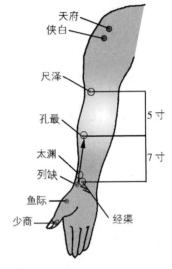

穴位图：太渊穴 尺泽穴 孔最穴 鱼际穴

2. 补肾要穴尺泽穴

位于手臂肘部，取穴时先将手臂上举，在手臂内侧中央处有粗腱，腱的外侧凹陷处即是此穴。

3. 孔最穴

掌心向上，前臂自然放松平举，另一手握空拳以小指掌指关节沿前臂掌面拇指一线轻敲肘关节下三指宽处的孔最穴。

4. 鱼际穴

在第一掌骨中点的赤白肉际处，肺有疾时按揉此处也会痛感明显。

以上几个穴位，可分别按摩1～3分钟，每日3次，可强化肺经，能净化气血，祛除毒素。另外，配合一定饮食，效果会更好。

第五节

肾经、肝经，女人按摩的两条"基本路线"

肾经、肝经这两条经脉，对于女人特别重要。

我们知道，肾脏是主藏精的，它受五脏六腑的精气而藏之。而精与血是可以互化的，精得血而能充，血得精而能旺，两者共同维持人体正常的生命活动。精能生血，血能化精，所以古人又称之为"精血同源"。

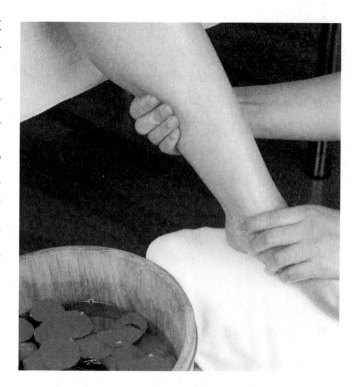

这其实就是中医学常说的"肝肾同源"。因为肝藏血，肾藏精，肝血的生成，有赖于肾中精气的滋助，而肾中精气的封藏，又要依靠肝血的滋养。在病理上，精血之间也是相互影响的。如果肝血不足，会引起肾精亏损，而肾精的亏损也必然会导致肝血不足。所以，只有肾精充足，女子的各项生理功能才能正常，容颜才能不衰。肾脏可以说是女人一生健康美丽的发动机。

那么，肾和肝的维护是靠什么来实现的呢？答案是肾经和肝经。

1. 肾经三大补穴

太溪穴是肾经的大穴、原穴，是人体中元气最盛的地方，自古有"回阳"之称。太溪穴还是全身的大补穴。与足三里穴相比，足三里偏重于补后天，太溪穴偏重于补先天。

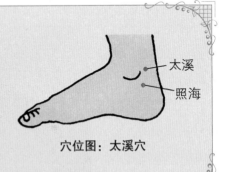

取穴：位于足内侧，内踝后方与脚跟骨筋腱之间的凹陷处。

按摩方法：端坐于椅子上，先将右脚架在左腿上，用左手大拇指点揉右脚的太溪穴；然后换腿，以同样的方法点揉左脚的太溪穴。每次一分钟，连续五次。

穴位图：太溪穴

涌泉穴是肾经大穴，也是全身大穴。轻轻点按涌泉穴能通过经络的传递作用，调节你的植物神经系统，帮你扩张血管、促进皮肤血液循环、加快毒素排出、降低血液黏稠度。活跃肾经内气、固本培元、延年益寿、散热生气，有使肾精充足，耳聪目明，发育正常，精力充沛，性功能强盛，腰膝壮实不软，行走有力等。

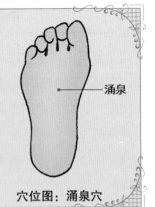

取穴：把脚底分成前、中、后三等分，前、中1/3的交界处正好有个窝窝，就是涌泉穴。

按摩方法：端坐于椅子上，先将右脚架在左腿上，以右手握着脚趾，再用左手掌摩擦右脚心的涌泉穴，直至脚心发热。再将左脚架在右腿上，以左手掌摩擦右脚心的涌泉穴，也是摩擦到脚心发热为止。

穴位图：涌泉穴

关元穴归属任脉，有培肾固本、调节回阳作用。

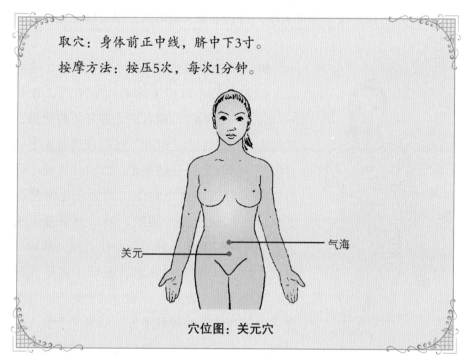

取穴：身体前正中线，脐中下3寸。

按摩方法：按压5次，每次1分钟。

关元　　　　　　气海

穴位图：关元穴

刺激以上三穴的作用就相当于给自己气血"银行"存钱，自己存的多了，健康才有资本。

2. 肝经大穴多治病

太冲穴是肝经的第三个穴位，位置在足背第一跖骨间隙的后方凹陷处。这个穴位是保护肝脏的，堪称人体第一大要穴。有人把太冲穴比作人体的出气筒，因为它是肝经的原穴和腧穴，是肝经的火穴，能够把肝气肝火消散掉。所以通过按揉太冲穴，可以把人体郁结的气最大限度地冲出去。女孩子痛经、小肚子冷也可以按摩这个穴位。刺激大敦穴也可以，但是会比较痛，一般人不宜采用。肝气不足和肝火太旺的人都可以按摩太冲穴。如果血压

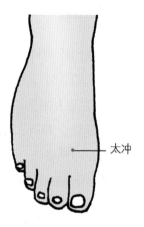

太冲

穴位图：太冲穴

低、肝气不足的话，就要从下往上按；如果血压高，总是爱生气、打架的话，就要从上往下按。经常头疼，特别是偏头痛的人，也可以从上往下按这个穴位。

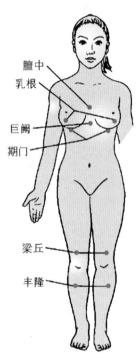

膻中
乳根
巨阙
期门
梁丘
丰隆

穴位图：期门穴

期门穴是肝经的第14个穴位。对女性而言，位置一般在乳房下缘的肋骨中间，在第6～7肋之间。期门，顾名思义有开关的意思，它主管女性月经，"门开"时，月经就来了；"门关"时，月经就结束了。所以，痛经、乳房痛的人可以按这个穴位。因为在正常情况下，肝气从期门进入胸腔，然后就直接上头了，如果期门不开，肝气就会往上顶，从而导致乳房疼痛。很多女性患乳腺增生甚至乳腺癌，乳腺增生一般都长在期门这个地方，乳腺癌一般长在乳头的外侧上方。如果一个女人爱生气，或总是生闷气，最后这些气都聚集在期门这块儿之后，一摸里面有很多硬块。很多人去做手术，用刀割掉这些硬块，可是很多人割掉以后第二年还会再长。其实预防乳腺增生最好的办法就是每天按一下期门穴。

在我们的身体上，有一个巨大的健康宝库，叫三阴交——一个很特殊的穴位，位于小腿内侧、脚踝骨的最高点往上约5厘米处，胫骨内侧缘后方。它是足太阴脾经、足少阴肾经和足厥阴肝经的交会穴，属足太阴脾经，有健脾、和胃、化湿之功效。《针灸大成》记载，三阴交穴"主治脾胃虚弱，心腹胀满，不思饮食，四肢不举……"

不可不知！三阴交还有一个拿手活——主治妇科疾病，如月经不调、痛经、闭经、阴道瘙痒、白带过多、子宫下垂等，都可通过这个穴位进行治疗，效果显著，对女性健康意义非凡。

中医学认为，"女子以血为本"，也就是说女性的月经、怀孕、生产、哺乳每一样都要有气血的支持。同时，白带也属于阴液，过多地分泌白带，也会伤及女性的气血。脾统血，肝藏血，肾生血，三阴交最终归属于脾经。但是，由于和另外两条经脉的特殊关系，因此，经常按摩三阴交穴，可调补肝、脾、肾三经的气血。三经气血调和了，则先天之精旺盛，后天气血充足，经脉运行顺畅，很多妇科病自然就消失了。

举个例子说，痛经，这是妇科常见疾病之一，从中医学角度看，产生痛经的原因大概有两种：①肝气不畅，以致气滞血淤；或吃过于量寒凉食物，以致经血凝滞而致的实证；②气血虚弱或肝肾亏损所致的虚症。不管哪种情况导致的痛经，通过按摩三阴交穴，都可有效缓解。

具体做法：

按摩时，正坐，屈膝成直角，一只手的四根手指握住足外踝，大拇指屈曲垂直按在三阴交穴上，以拇指端有节奏地一紧一松用力按压，适当配合按揉动作，使之有阵阵酸胀麻感，每次15分钟以上。做完左侧三阴交按摩，接着再做右侧。

如果感觉手指按揉比较累，想要更简单些，也可以不讲究手法，按一按，揉一揉，或用艾柱、艾条灸一下，或者用经络锤敲打等，效果也不错。

此外，经常按摩三阴交，可祛斑。现代社会，生活节奏越来越快，很多人由于饮食不节、劳逸无度等不良生活习惯，很容易损伤脾胃，从而导致脾主肌肉的功能下降，肌肉会变得松弛，出现皱纹。若每天坚持按揉三阴交穴，气血畅通了，皮肤和肌肉自然就变得坚实致密。

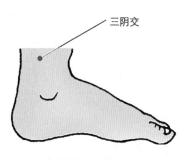

穴位图：三阴交穴

第六节
胃经，女人的"美丽秘方"

有人说，胃经是女人的"美丽秘方"。可能有女性朋友提出怀疑，肝经肾经的功效我们都知道，但胃经有这么大的作用吗？

其实，相比肝肾，很多中医专家更主张补脾胃。《景岳全书》中说："土气为万物之源，胃气为养生之王，胃强则强，胃弱则弱，有胃则生，无胃则死，是以养生家必当以脾胃为先。"现代科学实验证明，调理脾胃，能有效地提高机体免疫功能，对整个机体状态加以调整，防衰抗老。

调理脾胃，当然少不了胃经。所以，从这个角度讲，胃经确实是女人的"美丽秘方"。接下来，就让我们数一数胃经上的大穴：

1. 足三里，气血不和就找它

传统中医认为，足三里穴是胃经的合穴，所谓合穴就是全身经脉流注会合的穴位，全身气血不和或阳气虚衰引起的病症，尤其是胃经气血不和，按摩足三里能够进行调整，有很好的改善作用。

常言道："常拍足三里，胜吃老母鸡。"也就是说，足三里和鸡肉同样具有补气生血、补肾益精、强身健体的作用，对于病久体虚的人颇为适宜，尤其是女性，一定要多按摩足三里穴，这样可以滋养脾胃，气血通畅。

足三里穴在哪里呢？它位于外膝眼下3寸，当胫骨前肌上。

按摩方法：通常用大拇指或中指按压足三里穴一次，每次按压5～10分钟，如此重复数

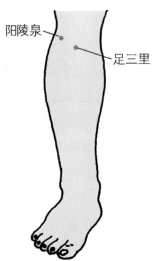

穴位图：足三里穴

次。注意每次按压要使足三里穴有针刺一样的酸胀、发热的感觉。也可用艾条做艾灸，每周艾灸足三里穴1～2次，每次灸15～20分钟，艾灸时应让艾条的温度稍高一点，使局部皮肤发红，艾条缓慢沿足三里穴上下移动，以不烧伤局部皮肤为度。坚持2～3个月，就会使胃肠功能得到改善，使人精神焕发，精力充沛。常灸足三里穴，可健脾益气、增补后天气血生化之源，对延缓衰老大有裨益。可以说，足三里穴是一个长寿穴。

2. 内庭穴，专泻胃火

内庭穴是足阳明胃经的荥穴，它位于足背，当第2～3趾之间，趾蹼缘后方赤白肉际处。《灵枢·本输》中说："内庭，次趾外间也，为荥。"荥穴有清胃泻火、理气止痛的功效，可以说是热证、上火的克星。《难经·六十八难》中指出"荥主身热。"说明荥穴主要应用于发热病症。

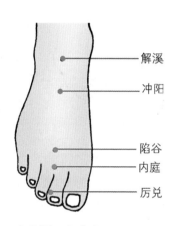

穴位图：内庭穴

具体做法：用一侧拇指的指端按压，稍用力，以酸胀感为宜，每侧1分钟，交替进行，每天坚持按摩。若能同劳宫穴一起按摩，效果更佳。

内庭穴还有一个特别的作用，就是抑制食欲减肥。一般来说，胃火大的人食欲比较大，这样很容易发胖。而按摩内庭穴，可以将胃里面过盛的火气降下来，从而降低食欲。所以，想要减肥瘦身的人士，不妨每天早晚坚持用大拇指轻轻揉动此穴100次，以有酸胀感为宜。

3. 丰隆穴，减肥大穴

有很多人苦恼，"为什么自己喝一口水也会发胖呢！"其实，肥胖的原因是由于脾脏之功能低下，导致营养不能按正常代谢过程分配到全身，从而造成脂肪堆积于身体的局部。它是肥胖者的随身负担，会消耗肥胖者的气血。中医学认为，肥胖的主要原因是脾胃功能失调所致。因此，想要减肥，先要养好自己的脾胃。

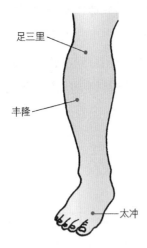

足三里

丰隆

太冲

穴位图：丰隆穴

体内这些垃圾的堆积与经络不通也有一定的关系。络穴就是联通表里两经的穴位，是表里两经经气相通的部位。打个比方说，如果把黄河和淮河比作是两条经络的话，那么它们之间的京杭大运河就可理解为络穴。一般慢性胃病也可以通过络穴来调治，中医学讲"久病入络，邪治急，络治慢"就是这个道理。因此，我们可以找丰隆穴来帮忙。

丰隆穴位于小腿的外侧，外踝尖上8寸处，属于胃经，是胃经的络穴，又联络脾经，能调治脾和胃两大脏腑，刺激此穴可调节全身的脂肪代谢，去除多余脂肪，起到减肥的效果。

丰隆穴也叫化痰穴，是专门化痰的。《灵枢·经脉》记载，丰隆穴具有调和胃气、祛湿化痰、通经活络、补益气血、醒脑安神等功效，尤被古今医学家所公认为治痰之要穴。

按摩方法：用大拇指略微用力按压丰隆穴，以略感疼痛为基准，按住5秒后松开，双手交替互按3～5分钟。也可用拳头轻轻敲打此穴，以皮肤会自然变红为标准，每次5～10分钟。也可以由专业医师用毫针垂直进针，迅速刺入皮下，进针1～1.5寸深。待针下有沉、涩、紧感为得气，得气后施以徐而重之手法，使针感传至第2、3趾部，针感随时间延长而呈持续性加强，直至出针为止。每次留针30分钟，每日针刺1次，10日为1个疗程，其间休息2日，效果也不错。

4. 血海穴，有效改善宫寒

血海穴是人体主要穴位之一，属于足太阴脾经的一个普通腧穴，但是在临床应用中有着令人意外的疗效，一般人可是想不到的哦。对于女人来说，适时地正确按摩血海穴，可以让你更加健康，更加美丽呢！

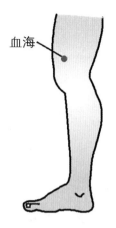

穴位图：血海穴

位置：血海穴位于膝盖上方，髌底内侧端上2寸。

操作方法：

①被按摩者坐在床上，双腿自然伸直。

②按摩者双手拇指放在被按摩者的左腿血海穴上，轻轻地按压1～3分钟，然后，按照顺时针的方向进行按揉1～3分钟。

③换被按摩者的右腿，重复上述操作。

作用：可以很好地缓解荨麻疹、痛经以及改善雀斑的问题，有效地促进体内血液循环，大大地改善由体寒造成的宫寒等问题，促使经期恢复正常，防止经期过短，解决月经量较少导致的卵巢问题。

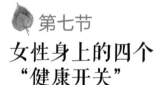

第七节
女性身上的四个"健康开关"

1. 关元穴，培元固本，强健体魄

关元穴是人体重要的穴位之一，与人体健康有着很大的关系。对于女性而言，正确按摩关元穴，可以帮助你养护卵巢，让你健康与美丽双丰收！

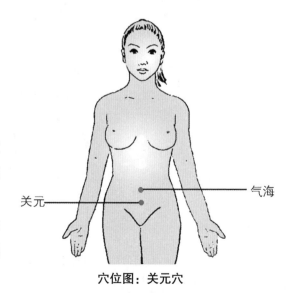

穴位图：关元穴

穴位位置：

关元穴位于脐下3寸处（4根手指横放即为3寸）。

操作方法：

①被按摩者平躺在床上，双腿自然伸直。

②按摩者双手交叉重叠，放在被按摩者的关元穴上，稍稍用力按压，然后按照顺时针或逆时针的方向进行按揉。

按摩作用：

培元固本、养护卵巢，可以有效缓解月经不调、崩漏、带下、不孕、子宫脱垂、闭经、痛经、产后出血、小便频繁、小便不通、小腹痛、腹泄、腹痛、痢疾、盆腔炎、肠炎等病症。另外，对于缓解并治疗神经衰弱、消化不良等病症也有不错的效果。

注意事项：

在按摩的过程中，按摩者一定要注意力度大小，应该轻柔而均匀，千万不能用力过猛。另外，按摩的时间不宜太长。

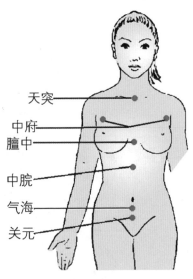

穴位图：气海穴

2. 气海穴，温阳益气，养护卵巢

所谓"气"，是指气态物；而海则是指大的意思。气海穴的名字意指任脉水气在此吸热后气化胀散。这个穴位物质是石门穴传来的弱小水气，到达本穴之后，水气吸收热量胀散而转化为旺盛的天部之气，本穴就好像气之海洋，因此命名为气海穴。中医学认为，气海穴是人体的中央，是生气之源，人体的真气由这个地方生出。因此，气海穴具有温阳益气、化湿理气的功效，正所谓"海一穴暖全身"。

亲爱的女性读者朋友们，你们要知道，利用好气海穴，不仅有益于身体健康，而且还能让你变得更美丽哦。

穴位位置：

气海穴位于体前正中线，脐下1.5寸。

操作方法：

①被按摩者平躺在床上，双腿自然伸直。

②按摩者的右手掌放在被按摩者的气海穴上，按照顺时针或逆时针的方向进行按揉。

按摩作用：

对卵巢有很好的养护作用，可以有效地治疗月经不调、痛经、闭经、崩漏、带下、阴挺、恶露不尽、胞衣不下等妇科病证。另外，对虚脱、形体羸瘦、脏气衰惫、乏力等气虚病证、水谷不化、绕脐疼痛、腹泻、痢疾、便秘等病症也有不错的效果。

注意事项：

在按摩的过程中，按摩者一定要注意力度大小，应该轻柔而均匀，千万不能用力过猛。另外，按摩的时间不能太长。

3. 神阙穴，缓解各种妇科病

神阙穴，也就是肚脐，还有一个名字叫作脐中，是人体任脉上非常重要的穴位之一。人体生命中最为隐秘，也最为关键的要害穴窍，当属神阙穴了，它可是人体的长寿大穴呢。人体科学研究表明，神阙穴是唯一一个

先天真息的潜藏部位，人们通过锻炼的方式，可以将人体胎息启动，促使先天真息恢复。

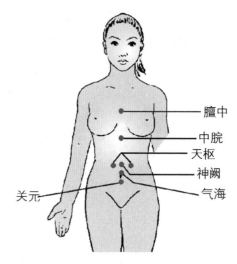

膻中
中脘
天枢
神阙
气海
关元

穴位图：神阙穴

穴位位置：

神阙穴位于脐窝正中。

操作方法：

①被按摩者平躺在床上，双腿自然伸直。

②按摩者左手扶住被按摩者的腰部一侧，右手手掌放在被按摩者的神阙穴上，然后按照顺时针或逆时针的方式轻轻地按揉。

按摩作用：

可以在一定程度上缓解宫寒等妇科病症，能够有效地治疗腹痛、泄泻、脱肛、水肿、虚脱等病症。

注意事项：

在按摩的过程中，按摩者一定要注意用力适度，不宜太大，也不宜太小。按摩时间不宜太长。另外，在按摩之前，按摩者双手应该先摩擦一会儿，当掌心发热了，再进行按摩。

4. 照海穴，摆平子宫出血

照海穴是八脉交会穴，通阴跷，属于人体下肢主要的穴位之一。正确按摩这个穴位，对你的身体健康可是大有益处。所以，在日常保健中，千万不要忽视了这个穴位哦。

穴位位置：

照海穴位于内踝尖正下方凹陷处。

操作方法：

①被按摩者坐在床上，双膝弯曲，双脚平放在床上。

太溪

照海

穴位图：照海穴

②按摩者左手扶住被按摩者的左腿膝盖，右手拇指、中指与无名指并拢在一起，放在被按摩者的照海穴上，然后按照顺时针或者逆时针的方向进行按揉。

③换被按摩者的右脚，重复上述操作。

按摩作用：

可以有效地缓解或治疗月经不调、功能性子宫出血等妇科病症。对于尿道炎、肾炎、神经衰弱、癫痫等病症也有很好的疗效。

注意事项：

在按摩的过程中，按摩者一定要注意用力应该轻柔而均匀，并且按摩时间不宜太长。

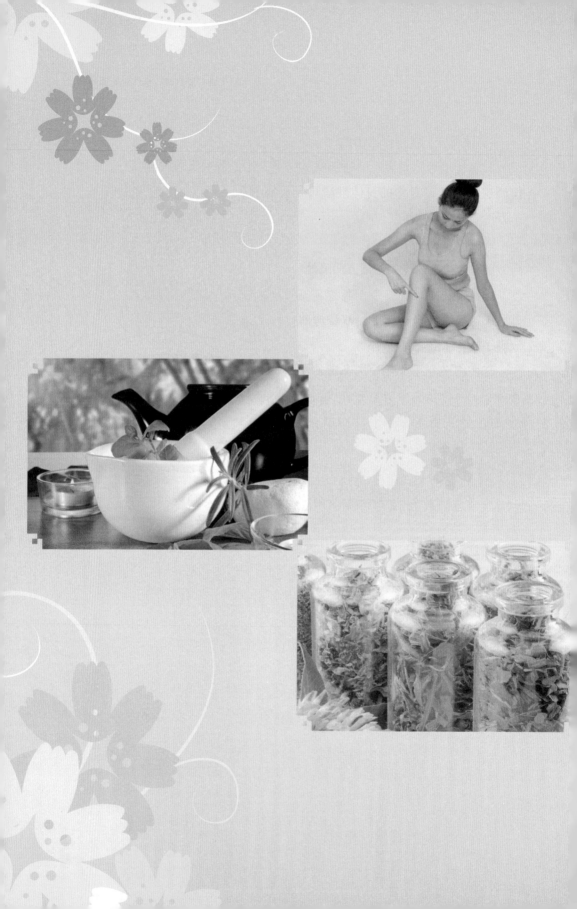

第十一章

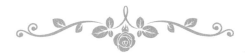

强气血，运动也要用对招

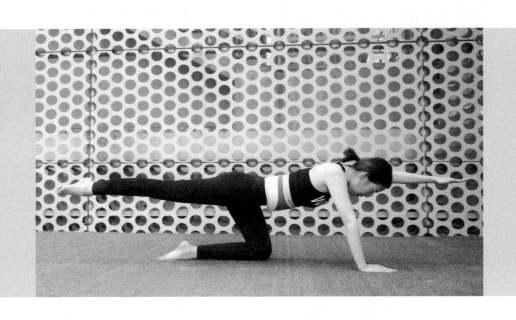

　　运动强气血，对女性朋友来说，可谓一举两得的妙招。
一来瘦身，二来提升身体气血水平，可谓是标本兼治的科学
塑身法。那么，哪些方法是强气血的首选呢？

第一节
强气血，摩拳擦掌最有效

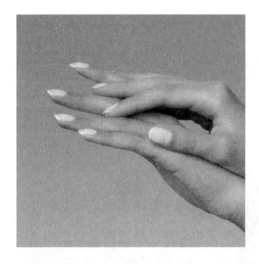

养气血，摩拳擦掌最有效。我们经常听到身边的人这样说："十指连心，十指连心。"摊开手掌看看，它真的很神奇，尽管占的地方不大，却与我们身上的各个器官有紧密的联系。从中医学理论来看，人的双手各有六条经络通过，分布有数十个穴位，均与脏腑相连。加强手部的运动锻炼，可经常刺激与内脏息息相通的手部穴位，对于强身健体大有裨益。

保持健康需要我们摩拳擦掌，刺激手上的穴位，既方便又经济，而且还没有副作用。这真是一个一举多得的好方法，简简单单的几个动作就可以让我们的身体更加健康，也使生活充满了乐趣。

1. 摩拳擦掌

手掌对手掌互擦36次，接着，将一手掌放至另一手背上摩擦36次，完毕后，换另一只手做36次。有意识地刺激手部头、颈、肩、眼、鼻、背等对应的反射区，对治疗肩痛、眼睛疲劳大有益处。

2. 摩掌擦臂

手掌对手掌互相快速摩擦30～50次，掌热后，以右手掌心从左手手指末端开始，沿前臂内侧向肘部反复推擦50~100次。然后，以同样的方法向右臂内侧反复推擦，早晚各1次。此法可改善心脏功能，防治动脉硬化。

3. 搓揉手指

以左手拇指、食指、中指依次搓揉右手五指，每指5分钟，然后，以右手搓揉左手五指各5分钟。搓揉拇指可以兴奋神经功能，维持体液酸碱平衡；搓揉食指可以调节消化系统功能，健脾利胃，舒肝利胆；搓揉中指可以防治各种心脑血管疾病；搓揉无名指可以调整神经功能，提高其灵敏性；搓揉小指可以增强呼吸系统和泌尿生殖系统功能，预防感冒及其他感染性疾病。

4. 搓大鱼际

将两手大鱼际（伸手时，拇指根部肌肉明显突起处为大鱼际，其与呼吸器官关系密切）相对，一手固定，另一只手搓动，直至局部发热。2分钟后，换手交替再搓。此法可促进血液循环，强化新陈代谢，增强人体免疫力，对防治咽痛、感冒等病症比较有效。

5. 握放双拳

双手用力握拳并吸气，然后突然放开，同时呼气，一握一放为1次，做20次。此法可以防治手部关节硬化、皮肤粗糙、十指冰冷、寿斑满布，还可增强心脏功能。

6. 按压手背

一手呈握拳状（不必用力），用关节均匀按压另一手背（稍用力），每次2~5分钟，然后换手再做，反复多次。此法可使所有经络和血管通畅，可预防中风。

7. 刺激手掌

每天梳头后，用梳齿在整个手掌上轻叩2~3分钟，可调整内脏功能。饮酒者采用此法，可减轻酒精对肝脏的损害。

饭后使用牙签时，以牙签一束，刺激手掌，持续3秒，反复进行。此法不仅可促进血液循环，还可使气血通畅，从而增进健康。

8. 运动小指

每天早晚将小指向掌心做屈曲运动，然后再向后扳，各做10~50次。因小指外侧有心经运动，所以运动小指时可刺激神经系统、强心健脑、防止视神经萎缩。另外，小指外侧根部有护眼穴位，早晚用拇指及食指揉捏小指根部50~100次，再将小指放在桌面上，反复按压10余次，可防治老花眼等疾病。

有人说通过看手掌能够知晓自己的命运，这件事情还有待考证，但是通过手掌去解密我们的健康却是绝对真实的，我们通过按摩不同的穴位不仅可以达到补充气血的效果，还可以减少很多疾病给我们带来的烦恼。每天只需几分钟，我们的身体就会变得更加强健，何乐而不为呢？

🍃 第二节
八个小动作保护眼睛强气血

每个人都想拥有一双明亮的眼睛，下面，我给大家介绍几个利用晚饭后休息的时间保养眼睛的小方法。方法虽小，但作用很好，大家不妨试一试。

预备势：晚饭后2小时，在距眼睛3~5米处点上一根蜡烛或一炷香，高于眼睛的水平线。然后，端坐于椅子、沙发或床上，两手自然重叠放置于腹前，手心均朝上，两目微闭，精神内守，全身放松，呼吸自然，如同坐在彩云之上，四周云海茫茫，混沌朦胧，逐渐进入一种似睡非睡、若有若无的状态。

1. 左顾右盼

两眼睁开，平视烛火，头部缓缓右转，同时吸气收腹，眼睛盯住烛火不动。稍停，头部缓缓向左回转至正前方，同时徐徐呼气松腹，眼睛仍盯住烛火。稍停，重复刚才的动作，只是方向相反。如此左顾右盼，共36次。

2. 上瞻下视

接方法1，缓缓向上抬头，同时吸气收腹，两眼仍盯住烛火。稍停，缓缓向下低头，同时呼气松腹，眼睛仍盯住烛火。稍停，重复刚才的动作。如此一抬一低，共做36次。

3. 烛光内收

接方法2，目光由前向内缓缓回收、内敛，同时缓缓吸气收腹。稍停，徐徐呼气松腹，同时目光缓缓向下腹内视。如此反复36次。

以上三个方法，均要求心平气和。目光回收时要想象烛光收入眼中、腹中；目光外放时，可想象烛光由双目温柔四射。

4. 斗转星移

接方法3，目光回收后两眼轻轻闭合，自然呼吸，眼球先由右经上向左下逆时针方向缓缓旋转36圈，随即再顺时针方向旋转36圈。

注意，眼球旋转时要柔缓圆活，转得幅度要大。

5. 荷花开放

接方法4，两手掌心向上，双臂向两侧分开，缓缓如托着气球一样上升，同时吸气收腹。然后，两掌心相对由两侧缓缓内合，两手相合与头等高，指尖向上，旋即再重复做，如荷花开合一样舒展轻盈。这样一开一合，共做36次。

6. 拭目摩睛

身体如预备势，然后两拇指内屈，抬臂以弯曲的拇指处沿眼眶由内向外缓缓揉转36圈（主要按摩眼四周的睛明、阳白等穴位）。

7. 明月入怀

接方法6，两手自然下落，然后缓缓向两侧分开，手心相对，旋即向腹前内合，随之两臂带动，两手向两侧分开。如此反复36次。

注意，练习时要想象腹内有一轮明月，随着两手的开合忽大忽小。

8. 旋转乾坤

接方法7，两手合拢回收，右掌在内，左手在外，手心对着身体，随即两掌由右往上向左下顺时针方向由小渐大转36圈；然后，再由大渐小反转36圈。要注意的是，旋转时要柔缓圆活，呼吸自然，同时要想象腹内有一白气团如激流漩涡在旋转。

这8个方法可连起来练习，也可分开练习，只是前3个方法最好一起练习。每个方法一般要做36次，如时间紧，每个方法做6次；如果一次练1个方法或3个方法，可每个方法做108次。

第三节
模拟咀嚼强气血

咀嚼是人们进餐时牙齿的必要动作。研究表明，咀嚼对人体健康有着多种作用，尤其可以强气血。

模拟咀嚼强气血法的主要口腔动作是叩齿、咬牙、搅舌、鼓漱和咽津等，这种口腔运动可以使口腔颌面部气血旺盛、经脉通畅，强肾固齿、洁口防龋、健脾益胃、益智健脑、美容润肤、耳聪目明。

具体来说，模拟咀嚼对口苦、口干、口腻、食欲不振、慢性胃炎、胃下垂、消化道溃疡、慢性肝炎等症状和疾病有改善作用，对慢性牙疾、口舌生疮、咽喉疼痛等口腔疾病有防治作用，对于口眼歪斜、面颊肿痛、耳鸣、耳聋等疾患有辅助治疗作用。

模拟咀嚼法是发挥每个人本身所具备的生理功能，不受任何客观条件的限制，随时随地都可以进行的一种养生方法。模拟咀嚼养生法包括叩齿、搅舌、鼓漱、咽津四个方面的内容。其预备姿势为自然坐着或站立，全身放松，身体正直，合目静心，自然呼吸。具体方法如下：

1. 叩齿，声声入耳宁心神

根据叩齿部位的不同，可将叩齿运动分为以下三种：

（1）叩全齿：随着下颌的一升一降，使上下牙列的所有牙齿广泛相叩。

（2）叩门牙：即利用下颌的升降运动和微微的前后运动，着重使上下门牙相撞。

（3）叩后齿：这里的后齿包括尖牙、双尖牙和磨牙。下颌先向一侧（左或右）移动，然后连续做下降运动，使该侧的尖牙、双尖牙和磨牙上下相叩，完成需要的次数后，再向另一侧移动，进行同样的叩齿。叩齿时口唇轻闭，也可微微开合。

一般叩全齿和叩门牙可做50下，叩后齿两侧各做100下，总共叩齿300下。

叩齿时，两唇轻合，口腔放松，舌头轻抵上腭或自然放平，运动下颌，使上下牙齿轻轻相撞，格格出声。叩齿不要行之过急，不要叩之过响，宜缓慢轻柔，节律均匀，边叩边数，大约每分钟叩80~100下为好。一般来说，叩全齿的力量本身较大，叩门牙的力量较弱。所以，为保证门牙得到锻炼应注意加大叩门牙中的力量。而叩后齿时，尤其应注意尖牙的相叩。因为尖牙所承受的压力大部分被转移到牙周膜上，不产生杠杆扩大现象。尖牙的根较邻近各牙的根长，因此牙周面积最大，感受器多，能起到更好的刺激牙齿支持中枢神经的作用。

2. 搅舌、鼓漱、咽津，一样也不能少

（1）搅舌：口唇微合，上下牙列分开，舌体前伸弯曲，在口唇内，紧贴着牙列外转圈。舌头尽量伸长些，与牙龈保持较大的接触面积，圈子尽量转得大些，但用力要柔和自然。先顺时针转24圈，再逆时针转24圈。转动时如感舌体酸痛，可短暂休息，再继续做下去。若患有牙痛或口腔黏膜溃疡，可在患处多舔几下。

（2）鼓漱：叩齿、搅舌后，口中唾液会增多。接着，紧闭口唇，鼓动两腮，含漱津液，汩汩作响，共36次。鼓腮时，上下牙列均衡地相触，并稍微用力咬合。鼓漱后，唾液分泌更加增多，渐至满口。

（3）咽津：将满口津液分3次咽下。咽下前先深吸一口气，然后随着呼气，将一小口唾液徐徐咽下，并体会引送津液至下丹田（脐下3寸处）或命门处的感觉，同时暂停呼吸，提缩肛门如忍大便状。片刻之后，再吸一口气，同时放松肛门。这样的动作一般需做3次。

3. 注意事项，样样要落实

①模拟咀嚼养生法以每天早晨睡醒后或每天晚上睡觉前进行为好，每日1次。古人一般都提倡午夜之后、中午之前进行，这段时间称为六阳时，是阳气上升之时，此时进行叩齿、咽津，效果更佳。

②模拟咀嚼养生法在上班途中、工作间隙、约会等人时，均可见缝插针地进行锻炼。

③模拟咀嚼养生法一般以站位或坐位为好，不要躺着进行。现代口腔医学的研究发现，站立时唾液的流速最快，坐位其次，躺卧时流速最慢。

④口腔内牙龈或扁桃体有明显感染时，唾液中会混有大量细菌，不宜多做叩齿、咽津。

第四节
光脚踩石子，激活女性的"第二心脏"

　　足部与人体经络有着密切的关系，在人体十二正经和奇经八脉中，足部是足三阴经及阴维脉、阴跷脉之源，足三阳经及阳维脉、阳跷脉之终止，足部通过经络与人体的脏腑紧密相连，各脏腑器官在足部都有一定的分布区域和各自的反射区。因此，很多人把脚称为人体的"第二心脏"。

　　我们把双脚并拢，在双脚上就有与全身几乎完全相应的投影。十趾为头，足根为股，脚底为腹，脚面为胸，脊柱在足后背，左右脚底内侧正好依次对应颈椎、胸椎、腰椎、尾椎，最后为尾骨。鼻子在中央，两眼在第2、3趾，两耳在第4、5趾。人体为立体，各相应反射区亦为立体，有大小、上下、深浅、左右之分。知道以上规律，便可依脏器之位置，准确寻找相应反射区之所在。

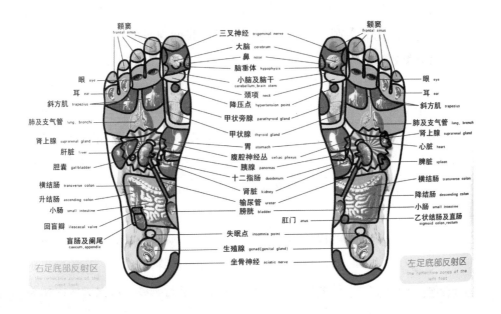

脚底穴位很多，最重要的穴位是涌泉穴。涌泉穴的作用非常重要，可以说是足部保健最重要的一个穴位。《黄帝内经》说："肾出于涌泉，涌泉者，足心也。"涌泉形容的是肾经的精气像泉水一般从这里涌出。泉水是什么？是来源于地下水的，它的源头是不枯竭的。肾中藏的是我们的先天精气，是父母给的，天生带来的，就像地下水会源源不绝一样，先天精气会跟随我们一生，只有当人体死亡了，这股气才会消失。这股气走行于周身，像泉水灌溉植物一样滋润着我们的各个脏腑与器官。

涌泉是肾经的井穴。井穴是什么呢？就是经气所出的地方。肾经的经气，也就是先天之气如井水一般从涌泉流出。给予这个穴位适当的刺激，可以使我们的先天精气更好地循环，并与后天精气更充分地结合，来维持人体正常的生理功能。

找涌泉穴时，可采用正坐或仰卧的姿势，跷足，在足底部，第二、第三趾趾缝纹头端与足跟连线的前1/3处，也就是脚掌靠前第三脚趾下方的凹陷处。

有句俗话说："若要老人安，涌泉常温暖。"其实不只是老人，我们每个人的涌泉穴对治病和保健的作用都很大。无论是为了强气血还是治疗疾病，有意识地适当刺激这个穴位，可以使我们周身的气血循环通畅和顺，足浴的效果也就更好。

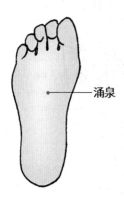

穴位图：涌泉穴

当然，要说涌泉穴对人的作用，还是以女性为主。要不然，人们怎么会称呼涌泉穴为人体的第二心脏呢？经常按摩涌泉穴能使女性肾精充足，美容美发，耳聪目明，精力充沛，并对很多妇科疾病有明显的改善作用。

另外，对爱美的女性朋友来说，涌泉穴简直可以称为美容穴。只要经常刺激脚底涌泉穴，对防止皱纹早生及面部美容也有独特的作用。有关专家研究发现，经常对涌泉穴进行刺激，可促进体内相关激素的分泌，天长日久，即能够使皮肤白嫩。

刺激脚底的涌泉穴，有一个非常简便的方法，即踩石子。找一些比较圆滑的、没什么棱角的小石子，洗脚时在盆中加入几块，用脚心有意识地在这些小石子上踩一踩，让它们按摩足底，力道注意不要太大，以自己舒服的限度进行就可以。方便又实用，效果还好。

第五节
甩甩腿脚，小动作益气血

人过了30岁以后，由于心脏的供血能力衰退，因而供给小腿和脚部肌肉的氧会减少，与此同时，由于人体对钙吸收和利用的能力降低，导致腿骨软化、萎缩，其坚韧性也逐渐降低。所以，强气血，甩甩腿脚不可少。

1. 甩腿

一手扶墙，先向前甩动小腿，使脚尖向上、向前翘起，然后再向后甩动，将脚尖用力向后，脚面绷直，脚亦伸直。两腿轮换甩动，80～100次为宜。可预防半身不遂、下肢萎缩、软弱无力或麻木、腿脚抽筋等症。

2. 干洗腿

用双手紧抱一侧大腿根，稍用力，从大腿根向下按摩，一直到足踝。然后从足踝往回摩擦另一侧，重复10～15次。可使关节灵活，腿肌与步行能力增强，并可预防下肢静脉曲张、下肢水肿及肌肉萎缩。

3. 扭腿肚

以两手掌夹紧小腿肚，旋转揉动，每侧揉动20～30次，两腿交换，共做6遍。可疏通血脉，增强腿部力量。

4. 扭膝

两足平行靠拢，屈膝微向下蹲，双手放在一膝盖上，顺时针揉动

30~80次，然后换另一膝盖。能疏通血脉，预防下肢乏力、膝关节疼痛。

5. 搓脚

将双手掌搓热，用手掌搓两脚心，各100次。能滋肾水，降虚火，舒肝明目，预防高血压、失眠、足部萎缩麻木、酸痛浮肿等症。

6. 暖足

每晚用35~45℃的热水泡脚，保持双足温暖，可使全身血脉疏通，预防心绞痛。

7. 扳足

端坐，两腿伸直，低头，身体向前弯，以两手扳足趾20~30次，能锻炼腰腿，增强脚力，预防足部乏力。

8. 击打脚心

用小木槌或小铁锤击打脚心，各击打50~80次，每日击打1~2遍。

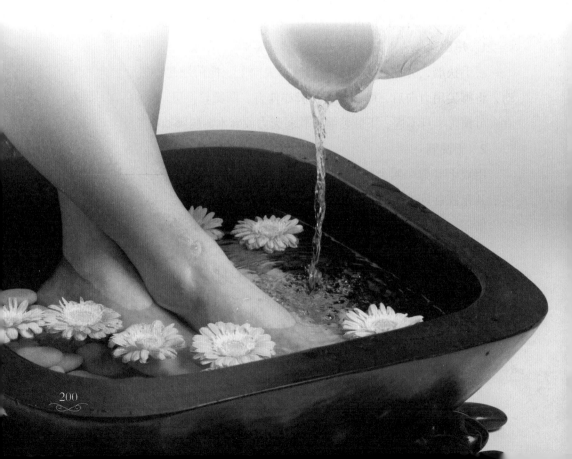

9. 刺激脚趾

坐在椅子上，将脚搁置于另一条腿上，用手依次弯曲5个脚趾，每趾弯曲30~40下，每日活动2遍。

10. 转动腿脚

坐在椅子上，腿脚伸直，左右旋转各50次。两脚可并拢活动，亦可左右脚轮流活动。

第六节
每天松松腰，气血好

腰在人体中有着非常重要的作用，古人有"命意源头在腰隙""腰为驱使""源动腰脊转股肱""刻意留心在腰间"等说法。腰为一身之主宰，犹如动力机械的大轴，轴一断则动力机械全部报废。腰一生病，则百病丛生；腰病一重，则其他之病也重。腰部如果通过训练能松动如弹簧、灵活如垂条、通畅如江河，则会增强肾的功能，使人元气充足、精力旺盛，从而保证腰主宰一身活动的功能，最终使"力发于足，主宰于腰，行于四肢"的生命之活力源源不断。

如果不能使腰部有效地放松，天长日久则会产生许许多多的问题。其一，影响腰部生命力的蓄积，阻滞背部气血的上升。轻则背部酸痛、头晕、眉宇闷胀、腹胀、腹满等；重则气血冲头，出现高血压、脑出血及精神不能自控等问题。其二，影响命门之火对水液的蒸腾。男性可出现遗精、白浊，甚至癃淋；女性则白带增多、月经不调、小便频繁等。

松腰能疏通经络，调和气血。许多疾病都是由于经络阻滞、气血流通不畅所致。经常进行松腰练习，经络自然就疏通，气血自然就通畅了。

一般流行的腰部锻炼方法有前后俯腰、左右弯腰、左右晃腰、左右拧腰、大弯腰手转大圈等。但真正的松腰方法不是这样简单的体育运动，而是集历代养生家积极探索之经验所得出的科学的养生保健方法。松腰的方法，主要有以下几种。

1. 蹲墙松腰

蹲墙松腰，实际上是一种全身性锻炼的便捷方法，对于治疗全身各处的疾病以及排除身体的不适均有较好效果。有人常年坚持蹲墙，偶遇风寒后连续蹲墙数百下，一般1～2次即可痊愈。

蹲墙松腰的基本要领是面壁而立，两脚并拢，重心落在前脚掌上，两手自然下垂，手心向内，周身中正。百会穴仿佛有一根细线向上轻轻地提着，想象会阴穴也有一根细线在轻轻上提。脚尖顶着墙根，两肩前扣，含胸收腹；全身放松，安静片刻，让思绪平和；然后腰向后放松，身体缓缓下蹲，下蹲时头不可后仰、不可倾斜，要放松地下蹲，使脊柱关节放松下落，同时把注意力放在腰背部及尾闾部；彻底蹲下后尾闾可用力前扣一下，然后再缓缓上起；上起时百会穴处好像有一根细线拽着脊柱逐节升起、抻动、拉直。如此为一次。

刚开始，有很多人做不到完全合度，可根据自己的身体状况来确定两脚与墙的距离，脚尖可以先离开墙，离多远以尽自己的力量能蹲下为度。如果年纪大或行动不方便，可两脚分开并与墙根有一定的距离，甚至用手抱着树、床架或门把手等支撑物下蹲。一开始，动作做不到位不要紧，关键是要坚持。年轻人或身体好的人则应尽量按标准姿势蹲。刚开始下蹲可能比较困难，没等蹲下身体就会往后倒，碰到这种情况时别灰心，可稍稍地把脚往后撤一撤，继续精神高度集中地反复蹲。一般蹲30次为1组，每天蹲1组以上，多多益善。

经过一段时间的锻炼，随着脊柱、背部松动程度的提高，就能顺利用脚尖抵墙自如地下蹲、上起了。然后，就可以转入第二阶段的练习了。

2. 转腰涮胯松腰

转腰涮胯松腰，是通过转腰来实现松腰之目的。"涮胯"的"涮"，

原意是用水摇动或放在水里摆动清洗，"涮胯"则有摆动腰胯部的意思。转腰涮胯的具体做法是

①立身中正，两手叉腰，两脚踏地分开，平行站立，略宽于肩，适度下蹲，躯干与大腿成一钝角，膝盖不过脚尖。

②髋关节放松，并以之为支点，转动骨盆，先向左转9圈，再向右转9圈，注意力在尾闾尖上，即为"涮胯"法。

③以尾闾向前扣、向后跷，带动骨盆做前后摆动9次。转腰涮胯松腰法关键是尾闾要在骨盆的下面把圆圈转圆而不丢掉一个方位，这样就比较容易使腰胯也转起来。转的速度开始要慢，越慢效果越好。转的时候腰不要绷紧而要放松地转，这样才能起到较好的松腰效果。

3. 站桩松腰

一般人认为，站桩的主要作用是强身健体。其实，如果两脚站成内八字，松腰的作用可能更明显。具体来说，站桩松腰的关键是两脚分开与肩等宽，两脚要站成内八字形。两腿微微下蹲，膝不过脚尖，小腹微微回收，大腿根部空虚，百会穴仿佛有一根细线向上轻轻地提着。同时，想象会阴穴也有一根细线在轻轻上提，腰部命门穴向后放松，尾闾下垂，上下牵拉把腰抻直，但不要硬挺，呈似坐非坐状态。站桩姿势的高低依各自的体质而定，一般站30分钟左右，当然，站的时间越长越好（有人强化训练时，曾每次站3小时以上）。站桩松腰可使腰椎及其韧带、腰两侧肌肉等都放松，逐渐改变腰部的自然弯曲状态。

4. 坐势松腰

一些体弱的人不适合强度大的运动，可采用坐势的方法（其实严格要求起来，该方法也有一定的难度）进行松腰训练。

①坐在硬板床上（铺一层褥子或一层薄被），两眼微闭，两腿伸直，两脚趾上跷，脚跟前蹬，脚绷紧，两手自然放在膝盖上，手心朝下，低头收下颏，上身微前倾，呈自然放松状态，腰脊部向后放松。

②在坐的过程中，随着身体的进一步整体放松，上身会自然前倾下

落。不要刻意去纠正这样的前倾下落姿势，而应顺其自然。

③将注意力放在以命门穴为中心部位，想象腰部非常放松，在心平气和的状态中可用音符振荡的方式来强化松腰的效果。在这里主要是默念"吁""英"字音。坐势松腰每次最好能超过15分钟，时间越长越好。如果累了或不想坐着了，可顺势躺下，两手重叠放在中脘部顺时针揉一揉腹。揉的过程中，如果困乏可以好好睡一觉。

随着松腰锻炼的深入，人的生命活动一定会展示出无限生机。但松腰是一个长期的人体锻炼的系统工程，切莫半途而废。以上4种松腰方法，可在一天中合理安排时间进行练习，也可在不同的阶段单一进行一种方法的专项练习。

第七节
静养也能强气血

静养能降低阳气及阴精的消耗，能保护人体的阳气不外泄。近代研究表明，寿命与呼吸频率成反比：呼吸频率愈慢，寿命愈长。龟每分钟只呼吸1～4次，寿命可达几百年，甚至上千年；人每分钟呼吸多达12～20次，寿命仅几十年。这些说明保养、节能、减少消耗是养生长寿的一个重要方面。

静养生其中一个要求就是"慢"，慢用脑、慢动作、慢吃、慢睡、慢说话、慢做家务、慢散步……总之，一切都应放慢节奏。然后达到慢心跳、慢呼吸、慢消耗，进入慢节奏的生命状态，最终达到慢衰老。

先慢下来，然后静下心来，静了才能慢；慢下来，体温才能降得下来；静下来，心跳、呼吸才能慢下来；心跳、呼吸慢下来，生命活动才能节约能量消耗。所以慢养生的最终目的，是为了节能，为了减少消耗，达到保护阳气和阴精。反过来说，减少消耗意味着"补"。

中医学认为，养生之静养在于"心慢"。要节奏慢得下来，首先要心先慢，也就是要神先慢，只有心先慢下来，生命的节奏才可能慢得下来。试想，一个成天心急火燎的人，一个急性子的人，他的心慢不下来，呼吸能慢得下来吗？心跳能慢得下来吗？

所以，心该慢的时候一定要放慢；心急时，心跳、呼吸都会加速……有些时候，就是要放心，只有放心，才可能安心，养心。

《黄帝内经》说到"五十营"。什么是五十营呢?营，就是周的意思，一营就是一周。五十营就是五十周，指人气昼夜运行五十周。人气指的是人的经气，具体指营卫之气。人气的循行与天体日、月运行息息相关，所以人的摄生一定要按五十营的阴阳气化消长规律进行。

古人强调的五十营，是一种深长而缓慢的呼吸形式，要求把呼吸节奏掌握在二百七十息……经过换算相当于一呼一吸6.4秒，这样才是人体经气与自然界阴阳气化相应的最佳节奏。这就是"五十营"摄生的精髓所在。

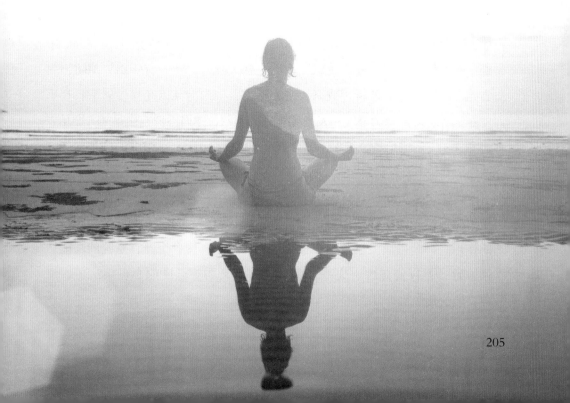

现在的人，呼吸速度比《灵枢·五十营》所载的要快1倍，每息只需3.33秒，原因在于社会因素的重大影响。由于社会环境的影响，人与人之间关系的复杂化，生活节奏的不断加快，紧迫感日甚，导致今人的呼吸节奏竟比古人快1倍！

根据"五十营"养生之道，今人必须尽量减慢呼吸节奏以使之与天地同步。即在快节奏工作的8小时之余，应尽量减慢节奏，可以通过静坐、午休、散步、下棋、绘画和听音乐等活动进行调整。因为呼吸节奏的减慢意味着血流速度的减慢、心脏负荷的减轻以及物质耗氧的减少，从而使寿命延长，这就是《灵枢·五十营》中"五十营备，得尽天地之寿"的奥秘所在。

1. 静养自然戒怒

七情之中，"怒"是历代养生家最为忌讳的一种不良情绪。他们认为，"怒"是情志导致疾病发生的"罪魁祸首"，是七情中对人体健康危害最大的一种情志。中医常讲"怒伤肝"，实际上，怒不仅会损伤肝脏，同时还会伤心、伤胃、伤脑等，进而导致多种疾病的发生。古代的许多养生学著作中，都将戒怒放在了调摄七情的首位，并指出了气怒伤身的严重性，因此，戒怒是调摄、养生中不可不遵循的一个法则。《千金要方》中说："养生切要知三戒，大怒、大欲、并大醉，三者若有一焉，须防损失真元气。"《老老恒言·戒怒》中亦指出："人借气以充身，故平日在乎善养。所忌最是怒。怒气一发，则气逆而不顺，窒而不舒，伤我气，即足以伤我身。"这些论述中指出，怒会造成人体气机不畅，而气正是人体血旺、阴阳平衡的重要保证，因此，戒怒对于人体健康有着非常重要的意义。

现代研究表明，只有善于节制自己的情绪，避免忧郁、悲伤等不愉快的消极情绪，使心理处于怡然自得的乐观状态，才会对人体的生理起良好的作用。如能提高大脑及整个神经系统的功能，使各个器官系统的功能协调一致，不仅使焦虑、失眠、头痛、神经衰弱等轻度的心理疾病可以避免，即使是像精神分裂症等严重的心理疾病，也会减少发病机会。

2. 静则神藏，躁则消亡

养神的方法很多，但有一条必须要牢记，即"静则神藏，躁则消亡"。此句出自《黄帝内经》，即神宜静，而不宜躁。清静，一般是指精神情志保持淡泊宁静的状态，因神气清静而无杂念，可达到真气内存，心神平安的目的。近年来，国内外不少学者都非常重视思想清静与健康关系的研究。生理学研究证实，人在入静后，生命活动中枢的大脑又回复到人的儿童时代的大脑电波状态，也就是人的衰老生化指标得到了"逆转"。

但由于"神"有任万物而理万机的作用，故神常处于易动而难静的状态。正如陈继儒《养生肤语》里所说："今人作文神去，作事神去，好色神去，凡动静运用纷纭，神无不在。"陈师诚《养生导引术·呼吸》中亦云："心如猿、意如马，动而外驰，不易安定。"所以，真正做到使精神安静是非常不容易的，只有从思想高度认清静神的意义，才能克服种种干扰，做到"静则神藏"。

3. 静坐功

练习静坐应该注意突出一个"静"字。开始可能杂念较多，思想不易集中，这就需要"意守丹田"，即意守脐下3寸处，让杂念自生自灭慢慢就使杂念消失，如果仍有杂念，可用听呼吸的方法加以排除，不是听鼻子呼吸的声音，而是将听觉的注意力集中于一呼一吸的下落，至于呼吸的快慢，粗细，深浅则不理论，至杂念完全消失，便是入静了。

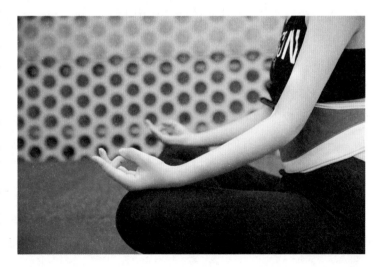

入静是个相对的概念，因人而异，因病而异，千万不必勉强追求，不能一开始就要求很高，因为这样就有了先入为主的"意"，容易使人急躁，这样就会妨碍入静。"静处工夫自策勋"，只要自己志、气不散，精神内守，就会得到静处工夫使思想入静，渐至陆游"正喜残香伴幽独，鸦鸣窗白又纷纷"的境界。

第八节
打打太极，补补气血

"太极"一词，出于《庄子》："大道，在太极之上而不为高；在六极之下而不为深；先天地而不为久；长于上古而不为老"。太，即大；极，指尽头，极点。物极则变，变则化，所以变化之源是太极。

《周易·系辞上传》说："易有太极，是生两仪。"所谓太极即是阐明宇宙从无极而太极，以至万物化生的过程。其中的太极即为天地未开、混沌未分阴阳之前的状态。周敦颐在《太极图说》中解释道："无极而太极，太极动而生阳，动极而静，静而生阴，静极复动。一动一静，互为其根。分阴分阳，两仪立焉。"也是以阴阳混合未分为太极。

据说，武当祖师张三丰在太极哲学思想之上，创立了一套强身健体的拳法，后世称为太极拳。太极拳基于太极阴阳之理念，用意念统领全身，通过入静放松、以意导气、以气催形的反复习练，以进入妙手一运一太极，太极一运化乌有的境界，达到修身养性、陶冶情操、强身健体、益寿延年的目的。

太极拳的运动养生理念在《黄帝内经》中也有体现："阴阳者天地之道也，万物之纲纪，变化之父母，生杀之本始，神明之府也，治病必求于本。"

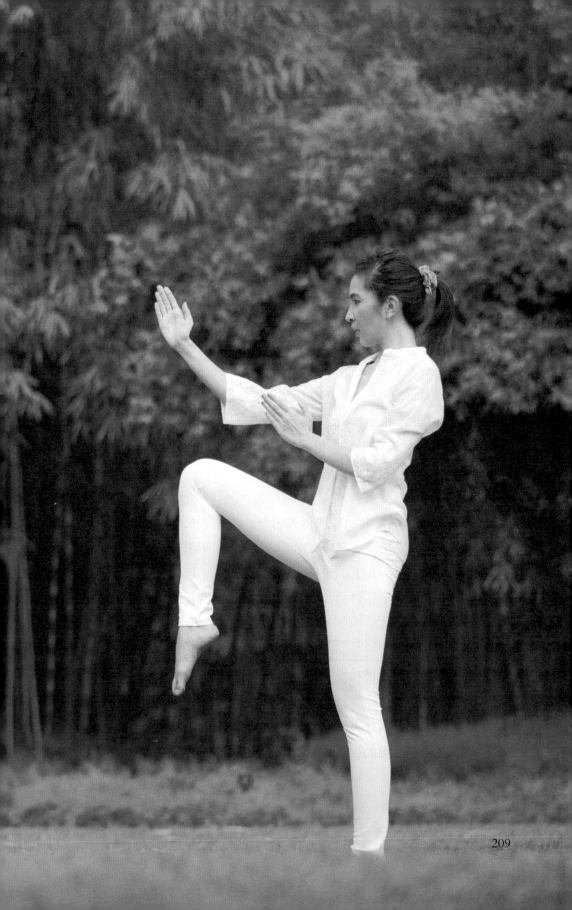

　　《黄帝内经》讲："肺主气，司呼吸""肺朝百脉""肺主皮毛，其华在面""肺与大肠相表里"。而太极拳的内外呼吸法与《黄帝内经》的观点是一致的。太极拳采用腹式呼吸（即所谓"气沉丹田"），要求气向下沉，与动作自然配合，使呼吸逐渐做到"深、长、细、缓、匀、柔"，保持"腹实胸宽"的状态，把胸部由于运动而引起的紧张状态转移到腹部，使腹部宽舒，腹部松静而又充实。这对保持肺组织弹性，发展呼吸肌，改进胸廓活动度，增加肺活量，提高肺脏的通气换气功能，有良好的作用。所以，坚持长期练拳者，呼吸频率会减少，呼吸差和肺活量都比一般人大，打拳时不致气喘气急。

　　太极拳注重内功和阴阳变化，讲求意、气、力的协调统一，动作沉稳，姿势含蓄，劲力浑厚，神意悠然。这些特征无不与道家的清静柔弱、淡泊无为的主张和道教的"三宝修炼"（炼精化气、炼气化神、炼神还虚）相吻合，内养气血，外塑身型。

　　太极拳调身三要点：

　　练习太极拳时，其动作要做到内外、快慢、松紧、开合、虚实、升降、动静、刚柔结合，这是阴阳法则在不同角度和方法上的运用，其拳理和中医学理论的阴阳学说是完全一致的，下面我们来说说如何打好太极拳。

1. 动作要"缓"

　　太极拳强调以"慢动作"为主，动作"缓慢"，是一个重要的特点。"缓"有三大好处：缓和可节省体力，是健脑强身的好方法；缓慢与柔和密切配合，对调和呼吸有更积极的控制作用；缓慢的运动方式，便于意识的引导。

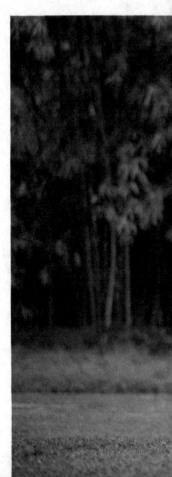

2. 行拳要"松"

太极拳要求行拳时必须放松，"松"要求在行拳中做到"无处不松"，"无时不松"。练拳时，不但动作的主要部位，如肩、胯、手腕、臂等部位应当放松，腰、背、胸、腹等处也必须放松。"松"可使心情放松，保证在呼吸运动时，胸腹部肌肉和膈肌运动不会受牵制。

3. 行动要"柔"

"察四两拨千斤之句，显非力胜。"说明以柔克刚，以小胜大，这是太极拳的本质，"运劲身如百炼钢，无坚不摧。"百炼钢是指柔软，不是指坚硬。古人说"百炼金钢绕指柔"就是这个意思，练习太极拳时，运动方式要"柔"，做到以柔化来克制刚强。

"柔、松、缓"三者结合，是构成太极拳一切动作的基础。太极拳练习者应该认真领会其含义，才能真正达到健康有效的锻炼效果。

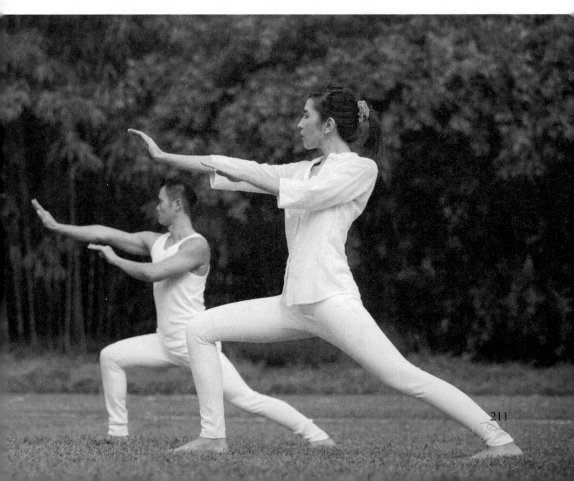

第九节
五禽戏，疏通经络补气血的妙招

华佗老年时，面色还像壮年时一样，当时的人都以为他是神仙。那么华佗是如何做到这点的呢？很重要的一点就是重视运动保健，他自创了五禽戏，经常练习，以补充气血，养生健身。

五禽戏是一种类似太极拳的运动，能使全身肌肉和关节都得到舒展。所谓五禽戏，就是指模仿虎、鹿、熊、猿、鸟五种禽兽的动作，组编而成的一套锻炼身体的方法。由于五禽戏能使人心静体松、动静相兼，又把肢体的运动和呼吸吐纳有机地结合起来，通过导引使气血通畅，所以经常练习，非常有利于强身健体。

练习五禽戏，可疏通经络，调节脏腑功能，强身健体，有效提升体内气血水平。这其中蕴含了什么道理呢？答案就藏在《黄帝内经》里。

《黄帝内经》有这样一句话，"经脉者，所以引气而营阴阳，濡筋

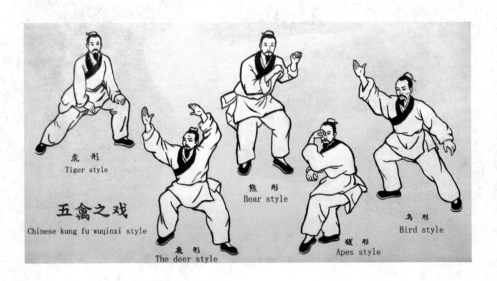

五禽之戏
Chinese kung fu wuqinxi style

虎形
Tiger style

鹿形
The deer style

熊形
Bear style

猿形
Apes style

鸟形
Bird style

骨，利关节者也"。这句话的意思是说，经络系统遍布人体全身，人的气、血、津液主要靠经络为运行途径，经常适度地活动经络，有利于疏通经络，调节脏腑功能。

而华佗所创的五禽戏的理论依据就是中医经络学说。另外，《灵枢·病传》也记载了导引、按摩等内容，这些都属于气功的调养。原文："余受九针于夫子，而私览于诸方，或有导引行气、乔摩、灸、熨、刺、芮、饮药之一者，可独守耶，将尽行之乎？"这里"导引"的意思就是"摇筋骨，动支节"，也符合五禽戏的运动要领。

五禽戏的练法：

经常练五禽戏的人，会感到精神爽快，手脚灵活，步履矫健。此外，五禽戏对于肺气肿、哮喘、高血压、神经衰弱、消化不良等症，也有防治的功效。需要注意的是，在练习五禽戏时，应选择空气新鲜、草木繁茂的地方。

下面简单介绍五禽戏的动作。

1. 虎形

脚后跟靠拢呈立正姿势，两臂自然下垂，两眼平视前方。左脚向左跨步，右手向左上方画弧横于前额，呈虎爪形，掌心向下，距额一拳，左手横于后腰，掌心向上，距腰一拳。身体向左扭动，眼看右足跟，同时抬头，停留片刻，形似寻食。然后方向相反，再做一遍。经常练习此动作，有利于治疗腰背痛、脊柱炎、坐骨神经痛和高血压等病。

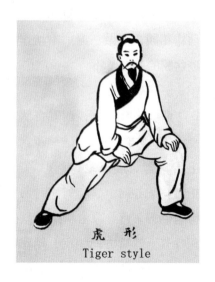

虎　形
Tiger style

2. 熊形

身体自然站立，两脚平行分开与肩同宽，双臂自然下垂，两眼平视前方。右膝弯曲，左肩向前下晃动，手臂也随之下沉，右肩则稍向后外舒展，右臂稍上抬。左膝弯曲，右肩向前下晃动，手臂也随之下沉，左肩则稍向后外舒展，左臂稍上抬。如此反复晃动，次数不限。练习此动作有利于健脾胃、助消化、灵活关节等。

3. 猿形

脚跟靠拢呈立正姿势，两臂自然下垂，两眼平视前方。两腿屈膝，左腿迈出，足跟抬起，脚尖点地，右腿微屈提步，左臂紧贴乳下方，指尖下垂成猿爪形，右臂弯曲上抬，右手从右脑后绕于前额，拇指中指并拢，眼为动视。然后方向相反，再做一遍。本动作有助于增强心肺功能，健壮腰肾。

4. 鹿形

自然站立，全身放松。左腿起步踢出，身体前倾，脚掌距地一拳，右腿微微弯曲，成剪子步，右臂前伸，腕部弯曲，手呈鹿蹄形，指尖下垂与头平，左臂在后，距腰一拳，指尖向上，眼为斜视。然后改变方向，动作相同，再做一遍。本动作可强腰肾，促进盆腔的血液循环。

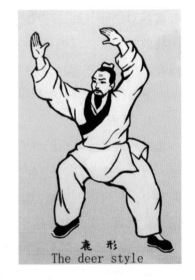

鹿形
The deer style

5. 鸟形

两脚平行站立，两臂自然下垂，两眼平视前方。左脚向前迈进一步，右脚随之跟进半步，脚尖虚点地，同时两臂慢慢从身前抬起，掌心向上，与肩平时两臂向左右侧方举起，深吸气。两脚相并，两臂自侧方下落，掌心向下，同时下蹲，两臂在膝下相交，掌心向上，随之深呼气。然后方向相反，动作相同，再做一遍。经常练习此动作可调达气血，疏通经络，活动筋骨关节。

第十节
八段锦，阴阳平衡气血好

　　一直以来，八段锦就是一种备受人们关注的养生方法。《黄帝内经》说："夫自古通天者，生之本，本于阴阳。天地之间，六合之内，其气九州、九窍、五脏、十二节，皆通乎天气。"这句话明确指出，人的生命活动与自然界有着密切的关系。比如人体的阳气，就像天上的太阳一样，如果阳气失去了正常的位次而不能发挥作用，人就会减损寿命或夭折。

　　《黄帝内经》认为，世界是由阴阳二气相互作用的结果，"孤阴不生，孤阳不长"，"生之本，本于阴阳"，"阴根于阳，阳根于阴"，"阴在内阳之守也，阳在外阴之使也"。意思是说，阴阳是相对统一的。只有保

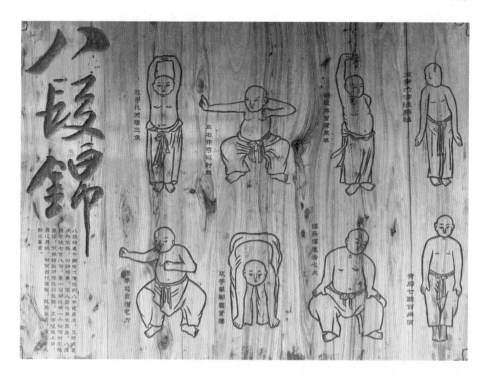

持人体阴阳平衡，才能使人不生病。

练习八段锦的目的就在于平衡人体的阴阳，而调理阴阳又是调身中最重要的内容。

八段锦动作简单，易学易练，经常练习可以柔筋健骨、养气壮力、行气活血、协调五脏六腑功能。现代研究证实，八段锦能改善神经体液调节功能和加强血液循环，对腹腔脏器有柔和的按摩作用，对神经系统、消化系统、呼吸系统、心血管系统及运动器官都有良好的调节作用，总之，是一种老少皆宜的运动。

下面就站式八段锦的动作介绍如下：

1. 双手托天理三焦

直立，两足分开，与肩同宽，两臂自然下垂，眼看前方，掌心贴附腿侧。两臂外展，掌心向上，约至肩平处，屈前臂至头顶上方。覆掌，十指交叉，然后翻转掌心向上，如托物上举，同时足跟顺势踮起。两手分开，两臂内收还原，如鸟敛翼。反复进行。上举时吸气，下垂时呼气。

2. 左右开弓似射雕

立正，两脚脚尖并拢，左足平开一大步，两腿弯曲呈骑马势，上身挺直。同时，右臂曲肘，从胸前握拳，如拉弓弦向右，左手中食指竖起，余三指环扣，从右臂内作推弓势向左，左臂随之伸直，头亦左转，目视指尖，左右互换，反复进行。推弓拉弦时吸气，左右换式时呼气。

3. 调理脾胃举单手

站直，左臂外展并翻掌上托，五指并拢，指尖向右，左臂伸直，头仰视手背。同时下方之右掌作按物势，指尖向前。左右互换，反复进行。上托下按时吸气，互换时呼气。

4. 五劳七伤往后瞧

自然站立，两臂自然下垂，慢慢向右转头，眼看后方，复原，站成直立姿势。再慢慢向左转，眼看后方，复原。

5. 摇头摆尾去心火

由直立式，左足平开一步，身体半下蹲，作高马步势，两手反按大腿上方，头面躯干缓缓前俯，然后向左、向后，再向右、向前，缓缓作圆环转动，上身由俯而仰，复由仰而俯。转动数圈后，再反方向进行，动作相同。由俯而仰时吸气，由仰而俯时呼气。

6. 两手攀足固肾腰

直立，并足，双臂平屈于上腹部，掌心向上。然后向前弯腰，翻掌下按，掌心向下，手指翘起，顺势攀足。前俯呼气，还原吸气，本式自然呼吸。

7. 攒拳怒目增气力

两腿开立，屈膝呈骑马势，两手握拳放在腰间，拳心向上。有拳向前方平击，臂随而伸直，同时左拳用力紧握，左肘向后挺，两眼睁大，向前虎视。左右交替进行。击拳呼气，收拳吸气。

8. 背后七颠百病消

直立，并足，两足跟提起，前脚掌支撑身体，依然保持直立姿势，头用力上顶。足跟着地，复原为立正姿势。提跟时吸气，顿地时呼气。

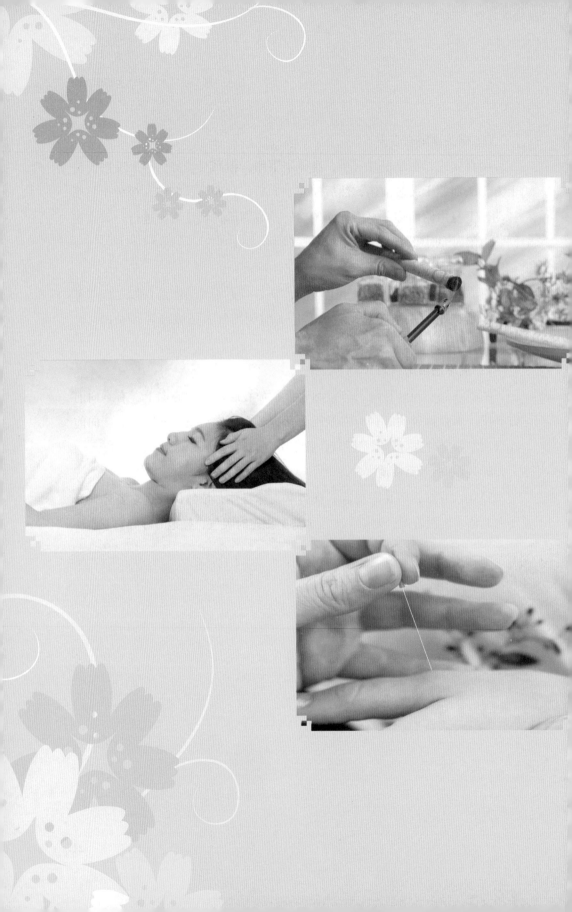

第十二章

女性调理，
神奇穴位一用就灵

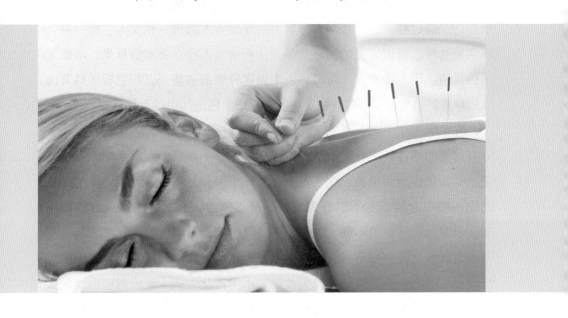

　　身为女性，适时调理身体不但有益健康，更能为塑身成功打下坚实的基础。女性调理身体并不一定要吃药，实际上人体自有一种妙药，女性朋友如果能善加利用，一定能收到意想不到的效果。这种妙药就是神奇的穴位。

🍃 第一节

乳腺疾病找"天宗"，才能健康挺拔

乳房是女性的重要器官，它见证了一个女孩长成女人、从青涩幻化为成熟的全部过程。它更是女人的魅力所在。人人都说，做女人"挺"好。确实是这样，挺拔完美的胸部总是能让一个女人收获更多的目光，增添无限的风情。但有些女人往往只热衷于做这种表面的功夫，却忽视了对其内在的保养，结果引发诸多乳腺疾病。乳腺增生便是其中较为常见的一种。

乳腺增生在中医上属于"乳癖"或"乳核"的范畴，《疡科心得集》中有这样的描述："有乳中结核，形如丸卵，不疼痛，不发寒热，皮色不变，其核随喜怒而消长，此名乳癖。"从中医学角度看，乳腺增生主要是情志不畅引起的。女子以肝为先天，肝主疏泄，平素大动肝火或郁闷不乐，会导致肝脏疏泄不利，气机阻滞。气行则血行，气滞则血淤，肝气不舒，久而久之使血行不畅，出现瘀阻，凝结成块，不通则发为疼痛。况且肝气郁久必然横逆脾胃，使脾失健运，水湿运化失调，痰浊内生，而乳头走肝经，乳房为胃经所管，血瘀挟痰结积聚为核，循肝经和胃经滞留于乳房中，所以乳房中出现肿块。当然平日里过食肥甘厚味或忧思多虑也是引起脾胃功能失调的重要原因。正如《医宗金鉴》所云："忧思恚怒，气郁血逆，与为凝结而成。"《疡医大全·乳痞门主论》也说："乳癖……多由思虑伤脾，怒恼伤肝，郁结而成也。"

要防治乳腺增生，有一种最简单也最廉价的方法，那便是——按摩。这种方法对于其他的乳房不适也很有帮助，即使是健康的女性朋友也可以试试看哦！

①坐下，尽量保持上身直立，然后将左手搭在右肩上，左手掌要贴在右肩膀二分之一处，再将手指自然垂直，这时，中指指尖所触碰的地方就是天宗穴。

②用手指在天宗穴四周按压，多摸索一会儿，寻找一压就痛的点。这个点就是治疗慢性乳腺炎和乳腺增生的关键点。除了按摩，女性朋友们也可以采取拔罐的方式，对这个关键点加以刺激，每次持续10~15分钟。

③如果找不到关键点，那么你也可以自己或让家人帮忙按摩天宗穴。天宗穴是小肠经的经穴位，具有理气通络、消淤散结的功效，通过按摩这一穴位来治疗各种乳腺疾病的效果自然不用怀疑。按摩时，可以采用点按或者叩击的方式，每次按摩15~20分钟，每天1~2次。

女性朋友们在按摩的同时，可以配合按摩膻中穴，乳房肿痛、乳房溢液、乳头凹陷等乳房不适症状会消失得更快。

膻中穴在人体胸部两乳头连线的中点，第4根肋骨的中间处。按摩的时候，用大拇指或者手掌大鱼际部，先沿着顺时针方向按揉，之后按照逆时针方向按揉，每个方向按摩10分钟，每天至少按摩1次。

女性朋友经常地按摩此穴，不仅能防治乳腺炎还可以丰胸美容。另外，膻中穴还可以帮你顺畅气机，消除烦恼，尤其是当你感觉到精神压力很大，心情特别烦躁又无处宣泄的时候，效果会非常明显；当你感觉呼吸不顺畅、心跳加速或者头晕目眩时，按摩一下膻中穴还可以养心安神，缓解不适症状；最后，按摩膻中穴还可以在你打嗝不止的时候，帮你宽胸降逆，终止症状。

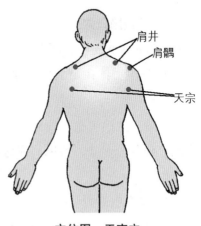

穴位图：天宗穴

第二节

月经量多，艾灸三个穴位保平安

记得《百家讲坛》节目，有一次讲慈禧太后由于长期痛经，怕生不出孩子，于是让皇帝找太医给她调经。太医开出的方子——懿嫔调经丸，懿嫔就是当时的慈禧。这个方子包括：香附30克、苍术30克、赤茯苓30克、川芎9克、乌药30克、黄柏9克、泽兰30克、丹皮24克、当归24克，共为细末，水泛为丸，绿豆大，每服6克，白开水空腹送服。

大家看这个方子有什么感觉？非常复杂吧，而且全都是中药，对于我们普通人来说，这个方子是用不上的，也不敢用。

实际上，月经不调的表现形式有很多种，而月经量多是月经不调最主要的表现形式之一。当女性的月经周期和例假天数都维持正常时，唯独出血量较大，高于80毫升。这种情况我们就称之为月经过多。一般的月经量多是不用那么麻烦去吃药的，可通过艾灸来调理。

1. 艾灸隐白穴

位置：足大趾甲根部内侧。

取穴方法：在足大趾末节内侧，距趾甲角0.1寸。

功效：主治腹胀，便血，尿血，月经过多，崩漏，癫狂，多梦，惊风。配地机、三阴交治疗出血症。

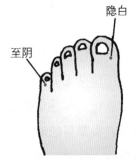

穴位图：隐白穴

2. 艾灸气海穴

位置：气海穴是任脉穴位名称，位于腹正中线脐下1.5寸。

取穴方法：可采用仰卧的姿势，该穴位于人体的下腹部，直线连结肚脐与耻骨上方，将其分为十等份，从肚脐3/10的位置，即为此穴。

功效：主治月经不调、痛经、闭经、崩漏、带下、阴挺、恶露不尽、胞衣不下等妇科病，以及腰痛、食欲不振、夜尿症、儿童发育不良等。

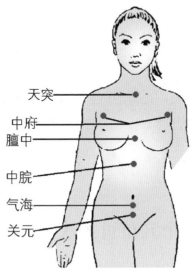

穴位图：气海穴

3. 艾灸三阴交穴

位置：内踝尖上3寸，胫骨后缘处。

取穴方法：用度骨同身寸的方法在内踝尖上直上3寸，4指幅宽按压，此穴位于胫骨后缘靠近骨边凹陷处。

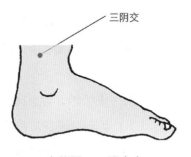

穴位图：三阴交穴

功效：举凡经期不顺，白带，月经过多、过少，经前综合征，更年期综合征等，皆可治疗；又此穴为足太阴脾经、足少阴肾经、足厥阴肝经交会之处，因此应用广泛。除可健脾益血外，也可调肝补肾。亦有安神之效，可帮助睡眠。

小贴士：艾灸注意事项

（1）避免吃辛辣、油炸的食物。这类食物会导致体内出现淤热，形成血热妄行，导致月经量过多。

（2）避免长时间心情郁闷、心事繁多。心情压抑会导致肝火郁结，形成内热，导致月经量大。

（3）避免过劳和冷饮。这两个因素往往导致脾虚，摄血功能进一步降低，形成月经淋漓不尽。

 第三节

月经量少，按摩两个穴位可解决

月经量多不好，少了也不好。中医学把每次来月经的时间不足两天，或者经量明显较少、点滴即净的情况称为月经过少，又叫经水涩少或经行不爽。如果不及时加以治疗，极有可能发展成闭经。所以一旦出现月经过少的症状，千万不能掉以轻心。

那么月经过少是如何引起的呢？中医学将其归结为实证和虚证。实证是血海受阻，经行不畅；虚证则是血源不足，血海不充。实证主要分为血瘀和痰湿，虚证则分为血虚和肾虚。

（1）血瘀。这多是由于一些女性爱好打扮所引起的。即使寒冷的冬季，仍然不忘追逐美丽的脚步。为了展现曼妙身姿，脱掉臃肿的棉衣，换上轻薄的裙装，这无疑给了寒气入侵人体的好机会。寒气长驱直入，血被寒凝，导致经血运行不畅而减少。还有一些女性好生闷气或大发脾气，导致气滞血瘀，胞宫受阻，以致经水过少。

（2）痰湿。这种情况多见于一些体型偏胖的女性。经常食用肥甘厚味之物，导致脾胃运化失调，水湿停聚。湿气聚久成痰，转化成痰湿。痰湿阻塞经脉，致使血行不畅，经血减少。正如《叶氏女科证治》所言："形肥经少，此痰凝经隧也。"

（3）血虚。中医学认为，"女子以血为本。"这是因为女性一生要耗损大量的血液。先不说这每月都来报道的月经，光是生小孩这一项就会流失掉大量的血，而当了妈妈后，哺乳所用的乳汁也是由体内血液转化而来，再加上一些女性爱哭，眼泪也是由气血化成的……这些还不包括经常多愁善感所耗损的肝血。所以，女性出现血虚的情况极为常见。

（4）肾虚。《血证论》说："行经太少……审系肾中天癸之水不足者，必骨热气逆，足痿脉数，子宫干涩，经血前后，均无浆水。"先天肾气不足，或房事过于频繁损伤肾气，导致冲任亏虚，血海不足，月经量少。另外，经常做流产手术，也会引起经量过少。

我们知道人体当中是有很多穴位和气血密切相关，通过按摩这些穴位可以改善身体的一些不良症状，那么月经量少按摩什么穴位呢？

1. 足三里穴

足三里穴是足阳明胃经的合穴，这个穴位可以生发胃气、燥化脾湿。经常按摩足三里穴可以帮助我们调节身体免疫力、调理脾胃，同时还可以补血益气，对于改善月经量少的情况有很好的作用。足三里穴在小腿外侧，犊鼻穴下3寸，距胫骨前缘1横指。每天按揉这个穴位三四十次，可以有效改善月经量少等月经不调情况。

2. 血海穴

月经量少多数都是由于血虚导致的，而导致血虚的因素一般都是脾虚，而血海穴正是脾经所生之血的聚集之处，所以要改善月经量少的情况就要按摩血海穴。血海穴位于大腿内侧膝上，屈膝，找到髌骨内侧端上2寸，股四头

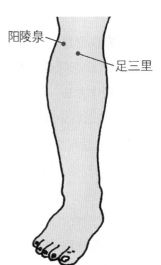

阳陵泉

足三里

穴位图：足三里穴

肌肌内侧头隆起处。平时没事的时候就按摩一下这个穴位，每次3～5分钟，一条腿按完换另一条腿，时长也为3～5分钟。两条腿都要做，这样坚持一段时间是可以有效改善月经量少的情况的。

这两个穴位，也可以用针灸的方法，效果更好。

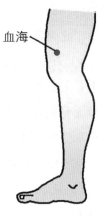

穴位图：血海穴

第四节
血海穴，有效改善宫寒

血海穴是人体主要穴位之一，属于足太阴脾经的一个普通腧穴，在临床应用中有着令人意外的疗效。对于女人来说，适时地正确按摩血海穴，可以让你更加健康，更加美丽呢！

1. 穴位位置

血海穴位于膝盖上方。

2. 操作方法

①被按摩者坐在床上，双腿自然伸直。

②按摩者双手拇指放在被按摩者的左腿血海穴上，轻轻地按压1～3分钟，然后，按照顺时针的方向进行按揉1～3分钟。

③换被按摩者的右腿，重复上述操作。

3. 按摩作用

可以很好地缓解荨麻疹、痛经以及脸上雀斑问题，有效地促进体内血液循环，大大地改

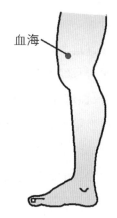

穴位图：血海穴

善由体寒造成的宫寒等问题，促使经期恢复正常，防止经期过短、月经量较少导致的卵巢问题。

4. 注意事项

在按摩的过程中，按摩者一定要注意用力轻柔而均匀，不能用力过大。

第五节

关元穴，培元固本，强健体魄

关元穴是人体重要的穴位之一，与人体健康有着很大的关系。对于女性而言，正确按摩关元穴，可以帮助你养护卵巢，让你健康与美丽双丰收！

1. 穴位位置

关元穴位于脐下3寸处（4根手指横放即为3寸）。

2. 操作方法

①被按摩者平躺在床上，双腿自然伸直。

②按摩者双手交叉重叠，放在被按摩者的关元穴上，稍稍用力按压，然后按照顺时针或逆时针的方向进行按揉。

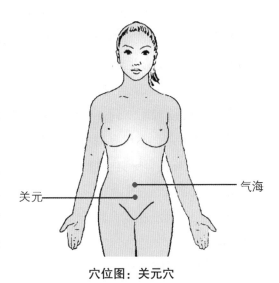

穴位图：关元穴

3. 按摩作用

培元固本、养护卵巢，可以有效缓解月经不调、崩漏、带下、不孕、子宫脱垂、闭经、痛经、产后出血、小便频繁、小便不通、小腹痛、腹泄、腹痛、痢疾、盆腔炎、肠炎等病症。另外，对于缓解并治疗神经衰弱、消化不良等病症也有不错的效果。

4. 注意事项

在按摩的过程中，按摩者一定要注意力度大小，应该轻柔而均匀，千万不能用力过猛。另外，按摩的时间不宜太长。

第六节
气海穴，温阳益气，养护卵巢

所谓"气"，是指气态物；而海则是指大的意思。气海穴的名字意指任脉水气在此吸热后气化胀散。这个穴位物质是石门穴传来的弱小水气，到达本穴之后，水气吸收热量胀散而转化为旺盛的天部之气，本穴就好像气之海洋，因此命名为气海穴。中医认为，气海穴是人体的中央，是生气之源，人体的真气由这个地方生出，因此，气海穴具有温阳益气、化湿理气的功效，正所谓"气海一穴暖全身"。

亲爱的女性读者朋友们，你们要知道，利用好气海穴，不仅有益于身体健康，而且还能让你变得更美丽哦。

1. 穴位位置

气海穴位于体前正中线，脐下1.5寸。

2. 操作方法

①被按摩者平躺在床上，双腿自然伸直。

②按摩者的右手掌放在被按摩者的气海穴上，按照顺时针或逆时针的方向进行按揉。

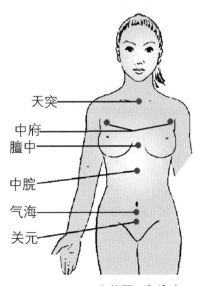

天突
中府
膻中
中脘
气海
关元

穴位图：气海穴

3. 按摩作用

对卵巢有很好的养护作用，可以有效地治疗月经不调、痛经、闭经、崩漏、带下、阴挺、恶露不尽、胞衣不下等妇科病证。另外，对虚脱、形体赢瘦、脏气衰惫、乏力等气虚病症、水谷不化、绕脐疼痛、腹泻、痢疾、便秘等病症也有不错的效果。

4. 注意事项

在按摩的过程中，按摩者一定要注意力度大小，应该轻柔而均匀，千万不能用力过猛。另外，按摩的时间不能太长。

第七节
神阙穴，缓解各种妇科病

神阙穴，也就是肚脐，还有一个名字叫作脐中，是人体任脉上非常重要的穴位之一。人体生命中最为隐秘、也最为关键的要害穴窍，当属神阙穴了，它可是人体的长寿大穴呢。人体科学研究表明，神阙穴是唯一一个先天真息的潜藏部位，人们通过锻炼的方式，可以将人体胎息启动，促使先天真息能得以恢复。

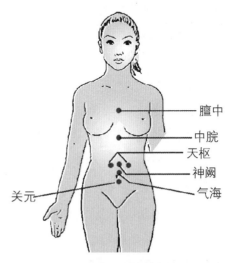

穴位图：神阙穴

1. 穴位位置

神阙穴位于脐窝正中。

2. 操作方法

①被按摩者平躺在床上，双腿自然伸直。

②按摩者左手扶住被按摩者的

腰部一侧，右手手掌放在被按摩者的神阙穴上，然后按照顺时针或逆时针的方式轻轻地按揉。

3. 按摩作用

可以在一定程度上缓解宫寒等妇女病，能够有效地治疗腹痛、泄泻、脱肛、水肿、虚脱等病症。

4. 注意事项

在按摩的过程中，按摩者一定要注意用力适度，不宜太大，也不宜太小。按摩时间不宜太长。另外，在按摩之前，按摩者双手应该先摩擦一会儿，当掌心发热了，再进行按摩。

第八节
复溜穴，消除痛经等病症

复溜穴中的"复"是反复的意思，而"溜"则是盛放的意思，也就是说作为坏的气息持续地堆积在此的一个穴位。复溜穴是人体下肢的主要穴位之一，正确按摩这个穴位，对养护女性卵巢有着不错的疗效，所以，爱美的女性们，你们可要好好利用这个穴位哦。

1. 穴位位置

复溜穴位于足内踝尖与跟腱后缘之间中点向上大约3横指处。

2. 操作方法

①被按摩者坐在床上，双膝弯曲，双脚平放在床上。

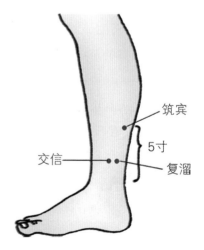

穴位图：复溜穴

②按摩者左手扶住被按摩者的左腿膝盖，右手轻轻握住被按摩的左脚踝，拇指放在被按摩者的复溜穴上，然后按照顺时针或者逆时针的方向进行按揉。

③换被按摩者右脚，重复上述操作。

3. 按摩作用

可以有效地缓解或治疗女性下焦冷、痛经、手脚浮肿等病症。

4. 注意事项

在按摩的过程中，按摩者要注意，用力要恰当，不能用力过猛。另外，每次按摩的时间不宜太长。

第九节
照海穴，摆平子宫出血

照海穴是八脉交会穴，通阴跷，属于人体下肢主要的穴位之一。正确按摩这个穴位，对你的身体健康可是大有益处。所以，在日常保健中，千万不要忽视了这个穴位哦。

1. 穴位位置

照海穴位于内踝尖正下方凹陷处。

2. 操作方法

①被按摩者坐在床上，双膝弯曲，双脚平放在床上。

②按摩者左手扶住被按摩者的左腿

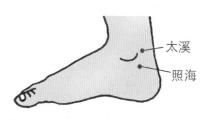

穴位图：照海穴

膝盖，右手拇指、中指与无名指并拢在一起，放在被按摩者的照海穴上，然后按照顺时针或者逆时针的方向进行按揉。

③换被按摩者的右脚，重复上述操作。

3. 按摩作用

可以有效地缓解或治疗月经不调、功能性子宫出血等女性病症。对于尿道炎、肾炎、神经衰弱、癫痫等病症也有很好的疗效。

4. 注意事项

在按摩的过程中，按摩者一定要注意，用力应该轻柔而均匀，并且按摩时间不宜太长。

第十节

涌泉穴，防治月经不调、乳房肿痛

涌泉穴是全身腧穴的最下部，为肾经的首穴，在人体穴位中占据着很重要的位置。我国现存最早的医学著作《黄帝内经》对此有记载："肾出于涌泉，涌泉者足心也。"这句话的意思是：肾经之气就好像源泉之水，来源于足下，涌出灌溉周身四肢各处。因此，涌泉穴在人体养生保健、防治疾病等方面有着相当重要的作用。女性朋友们，当你们在养护卵巢时，可别忘了涌泉穴哦。

1. 穴位位置

涌泉穴位于足前部凹陷处第2、3趾趾缝纹头端与足跟连线的前、中1/3交界处。

2. 操作方法

①被按摩者平躺在床上，双腿自然地伸直。

②按摩者左手扶住被按摩者的左脚面，右手食指、中指与无名指并拢，放在被按摩者的涌泉穴上，然后按照顺时针的方向按揉1分钟，接着再按照逆时针的方向按揉1分钟。

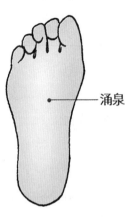

涌泉

穴位图：涌泉穴

3. 按摩作用

可以有效地缓解月经不调、乳房胀痛、绝经等妇女病，对于神经衰弱、精力减退、倦怠感、失眠、糖尿病、过敏性鼻炎、更年期障碍、多眠症、高血压、晕眩、焦躁、怕冷症、头顶痛、咽喉痛、失音、舌干、肾脏病、下肢瘫痪、癫痫、三叉神经痛、神经性头痛、精神分裂症等病症也有非常不错的疗效。

4. 注意事项

在按摩的过程中，按摩者一定要注意用力适度，不宜用力过大或用力过小。

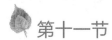

第十一节
膻中穴，专管乳房不舒服

关于膻中穴，武侠小说中经常会有这样的描述：某武林高手轻轻地挥了一下手，就点了对方的膻中穴，轻者可以让对方不能动弹，重者可以对方马上毙命。尽管这仅仅是小说家的主观想象，妄加猜测，但是膻中穴的的确确是人体保健的一个重要穴位，尤其当女性朋友乳房不舒服的时候，正确按摩这个穴位，可以收到令人意想不到的效果哦。

1. 穴位位置

膻中穴在人体前正中线，两乳头

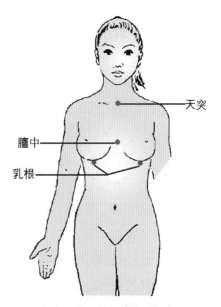

穴位图：膻中穴

连线之中点。

2. 操作方法

①让被按摩者平躺在床上或者其他地方。

②按摩者右手食指、中指与无名指并拢，放在被按摩者的膻中穴上，然后按照顺时针或者逆时针的方向进行按摩。

3. 按摩作用

活血通络、清肺止喘、宽胸理气、舒畅心胸，有效缓解胸部疼痛、腹部疼痛。

4. 注意事项

在按摩的过程中，按摩者要注意用力适当，不能用力过猛，并且按摩的时间也不宜太长。另外，还要注意室内的温度，不宜太低，以便防止被按摩者因为着凉而生病。

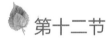

第十二节

极泉穴，乳腺增生胳膊疼

乳腺增生是一种十分常见的妇科疾病，严重威胁着女性朋友的身心健康。一旦女性朋友惹上这种疾病，那么将会吃很多苦头，比如月经不调、乳房肿块等。有的时候，乳腺增生会变得很厉害，胳膊也会随之出现疼痛难受的感觉，令人极其烦恼。其实，亲爱的女性朋友们，你们不要过于担忧，正确按摩极泉穴可以帮你们解决这个难题哦！

1. 穴位位置

极泉穴位于腋窝顶点，腋动脉搏动处。

2. 操作方法

①让被按摩者自然地坐在椅子上，双手自然垂于身体的两侧。

②让被按摩者举起左手，按摩者四指并拢与拇指分开，放在被按摩者的极泉穴上，然后轻轻地揉捏该穴位。

③换被按摩者的右手，重复上述动作。

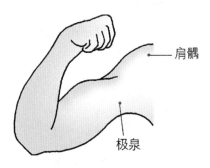

穴位图：极泉穴

3.按摩作用

通经活络，宽胸理气，可以有效缓解心痛、胸闷、四肢不收、肩周炎、颈下瘰疬、乳腺增生、腋臭、冠心病、心绞痛、心包炎、肋间神经痛、癔病等症。

4.注意事项

在按摩的过程中，按摩者要注意用力适度，不可用力过大，也不可用力过小。与此同时，按摩者还要注意按摩的时间不宜过长，最佳的按摩时间为：5~10分钟。

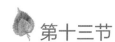第十三节
心情郁闷害乳房，内关、天枢来帮忙

俗话说得好："人生不如意事十之八九"，不可能每件事情都顺从自己的心意，所以女性朋友难免有郁闷失意的时候。如果偶尔郁闷一下倒无甚大碍，但是若女性朋友经常出现心情郁闷的情况，那么就会危害乳房的健康，使之出现难受不适的症状。这个时候，女性朋友怎样做才是最明智的选择呢？没错，找内关穴与天枢穴来帮忙，正确按摩这两个穴位，你的烦恼就会迎刃而解了。

1. 穴位位置

内关穴位于前臂正中，腕横纹上2寸，在桡侧屈腕肌腱同掌长肌腱之间；天枢穴位于腹中部，距脐中2寸处。

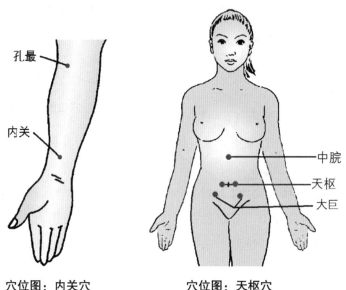

穴位图：内关穴　　　　　　穴位图：天枢穴

2. 操作方法

①让被按摩者坐在椅子上，双手自然地放在膝盖上。

②让被按摩者伸出左手臂，按摩者左手握住被按摩者的左手腕，右手食指与中指并拢放在被按摩者的内关穴上，然后按照顺时针或者逆时针的方向进行按摩。

③换被按摩者的右手臂，重复上述动作。

④让被按摩者躺在床上或者其他地方。

⑤按摩者双手分别放在被按摩者左右两个天枢穴上，然后按照顺时针或者逆时针的方向进行按揉。

3. 按摩作用

调节气血，保护乳房，有效缓解乳房不适、心痛、心悸、胸闷气急、呃逆、胃痛、失眠、孕吐、晕车、手臂疼痛、头痛、眼睛充血、恶心想吐、胸肋痛、上腹痛、心绞痛、月经痛、腹泻、急慢性肠炎、阑尾炎、消化不良等病症。

4. 注意事项

在按摩的过程中，按摩者要注意用力恰当，不要用力太大，也不要用力太小，并且按摩的时间不宜过长。另外，按摩者还要注意室内的温度，防止被按摩者着凉生病。

第十四节
"乳四穴"，丰胸好

众所周知，女性朋友的胸围与其对男人的吸引力几乎成正比关系。如果女性朋友拥有美丽而傲人的胸部，那么将会显得更具魅力，为其自信加分。所以，亲爱的女性朋友，如果你不想因为自己的胸小而被别人称为"太平公主"的话，那么请从现在开始对"乳四穴"进行按摩吧。只要你能够坚持正确地按摩"乳四穴"，那么在不久的将来，你将会迎来同性朋友的羡慕以及异性朋友的痴迷！

1. 穴位位置

在乳头为中心的垂直线、水平线上，分别距离乳头3横指宽处，上、下、左、右各有一穴。

2. 操作方法

①按摩者自然站立，双手垂于

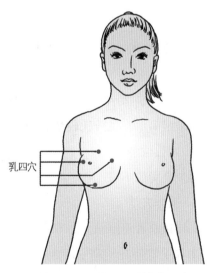

穴位图：乳四穴

身体的两侧。

②双手的拇指分别放在左手"乳四穴"的一个穴位上，然后按照顺时针或者逆时针的方向进行点揉。

③换"乳四穴"的其他三个穴位，分别重复上述动作。

3. 按摩作用

刺激乳房发育，有效缓解乳房发育不良、乳房平坦、乳腺增生、乳头凹陷、乳房下垂、乳房胀痛、乳汁不足、头昏失眠、月经不调等病症。

4. 注意事项

在按摩的过程中，按摩者要注意力度适中，用力均匀而轻柔，并且按摩时间不宜太大，每个穴位按摩2分钟，以局部出现酸胀的感觉为宜。另外，按摩者还要注意室内保暖工作，不要因为着凉而生病。

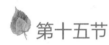

第十五节
下垂乳房常疼痛，双手交叉向上推

对于女性朋友来说，乳房是整个身体中最容易存气的地方，而气为血之母，如果气不顺、气滞，就会出现血瘀的现象，从而产生疼痛难受的感觉。这个时候，女性朋友应该如何应对呢？答案是：合理按摩。因为这是操作起来最简单，见效比较快，而且不会有任何副作用的方法。

1. 穴位位置
两个乳房的下方。

2. 操作方法
①让按摩者自然站立，双手自然垂于身体两侧。

②双手掌伸开，掌心向上，四指并拢，分别放在左右乳房的下面，然后慢慢地向上推，并不断地重复这一动作。

③双手交叉托住左右两个乳房，左手托右乳房，右手托左乳房，然后慢慢地向上推，并不断地重复这个动作。

3. 按摩作用

缓解乳房疼痛，刺激乳房发育。

4. 注意事项

在按摩的过程中，按摩者不要用力太大，用力应该轻柔而适中，并且按摩的时间不宜太长。

附录一

古代艾灸语录节选

1.《医学入门》："药之不及，针之不到，必须灸之。"

2.《黄帝内经》："针所不为，灸之所宜。"

3.《黄帝内经》："大风汗出，灸意喜穴。"

4.《孟子》："七年之病，当求三年之艾。"

5.孙思邈："若要安，三里常不干。"

6.俗语：一炷着肤疼痛即止，一次施灸沉疴立除。

7.俗语："若要老人安，涌泉常温暖。"

8.《名医别录》："艾叶苦，微温，无毒，主灸百病。"

9.《扁鹊心书》："人之晚年阳气衰，故手足不能温，下元虚惫，动作艰难，盖人有一息气在，则不死，气者阳所生也。故阳气尽则心死。人于无病时，常灸关元、气海、命关、中脘……虽未得长生，亦可保百年寿矣。"

10.《扁鹊心书》："夫人之真元乃一身之主宰，真气壮则人强，真气弱则人病，真气脱则人亡，保命之法，艾灼第一。"

11.《小品方》："夫针须师乃行，其灸凡人便施。"（晋隋时代陈延之）

12.俗语："家有三年艾，医生不用来。"

13.《针灸资生经》："若要安，丹田（关元）三里莫要干。"

14.《千金要方》：非灸不精，灸足三里，称为"长寿穴。"（唐代孙思邈）

15.《针灸易学》："灸疮必发，去病如把抓。"

16.《备急灸法》："仓促救人者，唯灼艾为第一。"

17.《宋史·太祖本纪》："太宗病，帝往视之，亲为灼艾。"

18.《庄子》："丘所谓无病而自灸也。"

19.《神灸经纶》："夫灸取于人，火性热而至速，体柔而刚用，能消阴翳，走而不守，善入脏腑，取艾之辛香做炷，能通十二经，走三阴，理气血，治百病，效如反掌。"

20.《本草从新》："艾叶苦辛，纯阳之性，能回垂绝之阳，通十二经，走三阴，理气血，逐寒湿，暖子宫，以之灸火，能透诸经而治百病。"

21.唐代王焘："是以御风邪以汤药、针灸、蒸熨，随用一法皆能愈疾，至于火艾，特有奇能。"

22.《东医保健》："（脐灸）养丹田，助两肾，添精补髓，返老还童，祛病延寿"。

23.《谴疟鬼》："灸师施艾柱，酷若猎火围。"

24.《诗经·王风》："彼此艾兮，一日不见，如三岁兮。"

附录二

气血养生药材一览

1. 灵香草

灵香草又名香草、佩兰、排草、零陵香等，古时常用作香料。它不仅香味馥郁，还有强烈的防虫蛀作用。中国古代四大藏书楼之一的宁波天一阁，就采用了灵香草防虫蛀，使得大量珍贵历史典籍得以完美传世。

据说天一阁主人范钦早期藏书也曾面临严重的虫蛀问题，许多珍贵书籍毁损严重。范钦在收拾残坏书籍时，偶然发现《书经新说》第六卷完好无损，更奇怪的是，这本书中还夹有一株不知道名字的小草。于是范钦修书向友人求教，一个广西的友人告诉他这种小草叫芸香草，当地人常把它放在衣柜里防止虫蠹衣物。于是，范钦在天一阁藏书楼中大量放置芸香草防蠹，终于一劳永逸地解决了虫蛀问题。

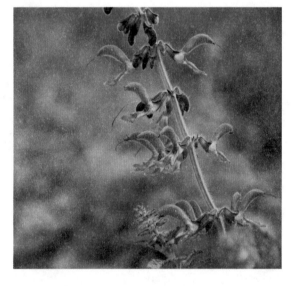

功效作用：

灵香草性味辛甘，温，入足太阴、阳明经。全草干后芳香，旧时民间妇女用以浸油梳发或置入箱柜中薰衣物，香气经久不散，并可防虫。可提炼香精，用作加工烟草及化妆品的香料；又供药用；民间用以治感冒头痛、齿痛、胸闷腹胀、驱蛔虫。灵香草气味芳香，全草含芳香油及类似于香豆素类物质，是提炼香精的配料，也是饮料的调味剂，还可用于牙膏、香皂的添加剂。

2. 菟丝子

菟丝子，别名吐丝子、黄藤子、龙须子、火炎草等。菟丝子的种子是中药，性味甘温，是归肝、肾、脾经，可以补肾益精，养肝明目，对于肝肾亏虚、腰膝酸痛、阳痿遗精、

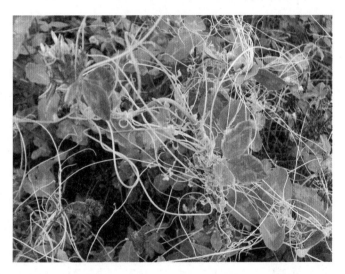

尿频遗尿有明显的治疗作用。

功效作用：

（1）养颜美容：《本草正义》中说，菟丝子为养阴通络之上品，可以柔润肌肤。

（2）坚韧筋骨：菟丝子能有效提高骨密度，能促进透明软骨修复。用菟丝子提取液体外培养成骨细胞，能提高成骨细胞的基质钙，促进增殖和提高碱性磷酸酶的活性，同时抑制破骨细胞的生存率并可诱导其凋亡。

（3）抗癌：实验研究发现，菟丝子具有一定的抑制癌细胞的能力，能降低癌症的发生率。国内研究显示，菟丝子醇提液10mg/L、50mg/L、100mg/

L 3 种浓度的培养液均可抑制体外培养的人胃癌细胞的分裂与增殖，其中以100mg/L 浓度效果最佳。

（4）抗衰老和抗氧化：菟丝子中的多糖还具有抗衰老、保护脑组织的作用。如菟丝子多糖使衰老模型小鼠血清、肝、肾中的丙二醛（NDA）含量均下降，超氧化物歧化酶（SOD）及谷胱甘肽过氧化物酶（GSH-PX）的活性上升，脑组织中的脂褐质（LF）下降，达到清除氧自由基及抗脂质过氧化作用来抗衰老。

（5）提高免疫力：动物实验表明，适量的菟丝子能使胸腺及脾脏免疫器官的湿重量增加，使腹腔巨噬细胞吞噬功能增强，促进脾淋巴细胞的增殖反应，诱导白介素产生等，有效增强机体免疫力。

（6）养心：《雷公炮炙论》说菟丝子能"补人卫气，助人心脉。"这是有一定道理的，菟丝子性温味甘，入肾经，可补肾精，肾精足则心血得养，骨髓充盈，具有益气养心补脑之功；入肝经，肝主疏泄，疏泄功能正常，则气机调畅，气血和调，经络通利，血液的运行也就顺畅；入脾经，脾主运化，为气血生成之源，脾气健旺则血液化源充足，可保证心血充盈。

（7）补虚：菟丝子可以补养身体的虚弱和不足，达到强身健体的功效。《内经》指出："真气从之，精神内守，病安从来"，"正气存内，邪不可干"。正气与肾脾密切相关，而正气又与免疫有关，所以肾脾与免疫关系密切。若先天禀赋不足，或后天失于调养，或久病损伤，导致肾中元气虚损，必然导致整个机体的整体衰减，所以中医特别注重培元固本，其中的"本"主要指的是肾中的元气。《本经》曰："菟丝子为补脾肝肾之要药……三经俱实，则不足补矣"。又曰："补不足，益气力，肥健人，于滋补之中，皆有宣通百脉，温运阳和之意"。

3. 人参

人参历来被视为百草之王。中国现存最早的中药学专著《神农本草经》中，关于人参是这样记载的："人参，味甘微寒，主补五脏，安精神，定魂魄，止惊悸，除邪气，明目，开心益智。久服，轻身延年。一名人衔，一名鬼盖。生山谷。"

功效作用：

（1）增强免疫力：人参含有皂甙及多种维生素，可"滋阴补肾，扶正固本"，对人的神经系统具有很好的调节作用，可以增强人的免疫力，有效驱除疲劳。

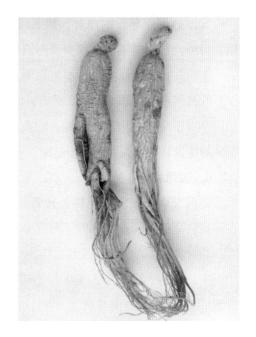

（2）大补元气，拯危救脱：人参为治虚劳第一要品，故常用于元气欲脱，神疲脉微之症。凡大病、久病、失血及汗、吐、下等导致面色苍白，精神萎靡，大汗不止，脉动微欲绝者，均可急用本品一味煎服。术后恢复也宜选人参进补。

（3）补血益气：如果你食欲不振，脸色不好，而且很瘦弱，经常感到疲惫不堪，可以将人参和白术、茯苓、甘草配伍，一起服用，补血益气。

禁忌：

①如果你是容易过敏体质，在服用人参后出现疹子，建议立即停用。

②高血压病人属肝阳上亢者，服后易引起脑血管意外，但虚寒的高血压病人可用人参，不过量宜少，当收缩压＞180mmHg时，无论哪一类型的病人均不宜服用人参。

③吃人参时不宜喝茶、吃萝卜，因为这两种食物都有行气的作用，而人参大补元气，进补后又把它的作用排除，等于白吃。

④感冒发热时一般不宜服用人参。因发烧时心悸剧烈，服用人参会提高血循环，使心悸更甚，从而加重病情。

⑤因突然气壅而得的喘证，或因燥热引起的咽喉干燥，一时冲动引发的吐血、鼻衄等病都忌用人参。

⑥湿热壅滞导致的浮肿，服参后浮肿更甚。这是因为人参有抗利尿作用。另外，肾功能不全伴尿少者亦慎用。

⑦失眠、烦燥属实证者不宜服用人参，否则睡眠更差。

⑧凡气盛、身热、脉滑实有力，大小便不通而实热者均不宜服用人参。

⑨对于身体健康的人来说，吃人参反而不好，正确的做法是锻炼身体和正确的饮食。服用人参无益于健康，尤其青壮年，更不可盲目服用人参。

4. 羌活

羌活又叫胡王使者、护羌使者，是一种多年生的草本植物，一般生长在海拔较高的林缘及灌丛内。药性辛、苦，温，可解表散寒，祛风胜湿。

功效作用：

（1）治疗各类关节疼痛：羌活"祛风湿"是它的一大作用，对治疗风湿相搏而引起的全身骨节疼痛，颈项疼痛，脊背强痛，脊柱骨节疼痛等，有较好作用。依据这类经验，近些年来多用它治疗风湿性关节炎，风湿热，类风湿性关节炎等症状，也都取得了一定的成效。经常和独活，桂枝，赤芍，红花，威灵仙，防风，附子，知母，薏苡仁，松节等同用。羌活祛风湿和独活不同。羌活偏于祛上半身的风湿，善治脊，项，头，背的疼痛；独活偏于祛下半身风湿，善治腰，腿，足，胫的疼痛。羌活和桂枝都能祛风散寒，但是羌活善于祛散头项脊背部的风寒，而桂枝则善于祛散肩臂手指的风寒。羌活又经常使用为治疗上半身疼痛与后头部疼痛的引经药。羌活有治疗"督脉为病，脊强而厥"的特征，因此在治疗脊柱病时，经常加用

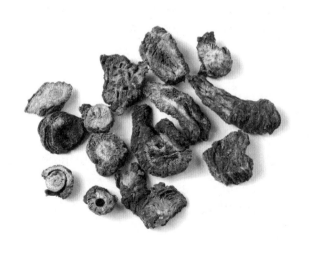

此药。

（2）外感风寒：羌活具有解热止痛的作用，治疗风寒感冒，伤风咳嗽，头痛无汗等症状。

（3）消炎解毒：羌活还具有消炎和解毒作用，治疗风水浮肿，疮疡肿毒等症状。

（4）补肾养身：用于遗尿尿频，腰膝冷痛，肾虚作喘等症。

5. 薄荷

薄荷叶是植物薄荷的叶子，味道清凉，薄荷叶具有医用和食用双重功能，主要食用部位为茎和叶，也可榨汁服。在食用上，既可作为调味剂，又可作香料，还可配酒、冲茶等。取薄荷叶5～10克，以热开水冲泡，待凉后饮用，"满腹清凉之感"会让人心旷神怡。薄荷可以防止痉挛、放松肌

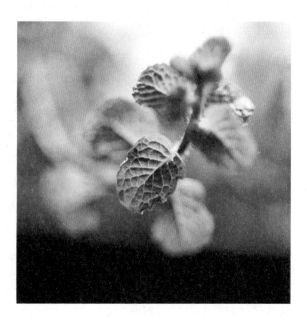

肉、减轻肌肉僵硬与疼痛感。而薄荷茶可以刺激食物在消化道内的运动，帮助消化，尤其适合肠胃不适时或是吃了太过油腻的食物后饮用。工作在电脑前的上班族，当感到精神不济时应喝杯清凉的薄荷茶，有利于提神醒脑、缓解压力。另外，由于薄荷具有一种独特的芳香，将薄荷茶拿来漱口或饮用，不仅能齿颊留香、口气清新，还可以消除牙龈肿痛。

功效作用：

（1）解热：小量薄荷能兴奋中枢神经，使周围毛细血管扩张而散热;并促进汗腺分泌而发汗。因此有降低体温的作用。

（2）抗炎：薄荷所含的8种儿茶萘酚酸是有效的抗炎剂，薄荷所含的蓝香油烃对烫伤兔耳有抗炎作用。

（3）增加呼吸道黏液的分泌：祛除附着于黏膜的黏液，减少泡沫痰，使呼吸道的有效通气量增大。

（4）健胃作用：对实验性胃溃疡有治疗作用；有较强的利胆作用，还有保肝作用。

（5）抗精子着床、抗早孕：其可以终止妊娠的原因，是由于能明显降低绒毛膜促性腺激素的水平，也可能与促进子宫收缩和损伤了胎盘有关。

禁忌：

①由于薄荷本身就带有一股非常浓烈的芳香，所以建议一些身体阴虚所导致身体发热还有发汗情况的患者最好不要服用。除此之外，肺虚导致咳嗽的患者也最好不要服用薄荷，特别是将薄荷泡水喝，避免情况加重。

②薄荷本身所含有的一些对身体有益的成分会因为受热而挥发掉，所以说在平时烹饪的时候一定要特别注意。建议在将薄荷泡水喝的时候要直接用开水冲泡，煮菜的时候也要等到水开之后再放入。

③由于薄荷本身具有兴奋神经以及提神醒脑的作用，所以在晚上最好不要过量服用，避免导致难以入睡，影响睡眠质量。

④孕妇最好不要过量服用薄荷，如果不是无可避免最好在怀孕期间以及备孕阶段都不要服用薄荷。

⑤哺乳期间的女性也最好不要将薄荷泡水喝，这是因为薄荷中含有的一些物质具有抑制乳汁分泌的作用，所以哺乳期间的女性最好不要服用薄荷。

⑥日常服用薄荷一定要适量，每人每天的服用量最好不要超过2mg/kg。

⑦最好不要长期服用。这是因为如果我们长期服用了薄荷，身体就会出现虚冷的情况，具体表现为身体发热，并且出现咳嗽还有大量流汗的症状。

6. 紫苏

紫苏是一种香料，有特异的芳香。紫苏是我国原产，两千多年前，中国最早的一部词典《尔雅》就曾这么描述紫苏：取（紫苏嫩茎叶）研汁煮

粥，良，长服令人体白
身香。

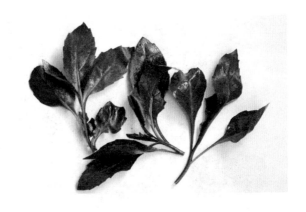

紫苏入药始载于明
代医圣李时珍的《本草
纲目》，在我国种植应
用约有两千年的历史，
主要用于药用、油用、
香料、食用等方面，其
叶（苏叶）、梗（苏梗）、果（苏子）均可入药，嫩叶可生食、作汤，茎
叶可淹渍。近些年来，紫苏因其特有的活性物质及营养成分，成为一种倍
受世界关注的多用途植物，经济价值很高。

功效作用：

（1）抗衰老：紫苏全株均有很高的营养价值，它具有低糖、高纤维、
高胡萝卜素、高矿物质元素等，还含有抑制活性氧预防衰老的有效成分。抗
衰老素SOD在每毫克苏叶中的含量高达106.2微克，常食紫苏叶可以抗衰老。

（2）提高免疫力：紫苏叶含有多种营养成分，特别富含胡萝卜素、维
生素C、维生素B_2。丰富的胡萝卜素、维生素C有助于增强人体免疫功能。

（3）紫苏油：紫苏全草可蒸馏紫苏油，种子出的油也称苏子油，长期
食用苏子油对治疗冠心病及高血脂有明显疗效。紫苏油在世界卫生组织有
关文献中记载的功效有：①提高智力与健脑，延缓衰老；②降低胆固醇含
量，降低血脂；③抗血栓；④抑制肿瘤；⑤提高视网膜反射能力，增强视
力；⑥有益于优生优育等。

7. 山楂

山楂主要的作用是健胃消食。《日用本草》记载，山楂能"化食积，
行结气，健胃宽膈，消血痞气块"，李时珍认为："凡脾弱食物不克化，
胸腹酸刺胀闷者，于每食后嚼山楂二三枚，绝佳。"人们所熟悉的中成药
"山楂丸"是朱丹溪所创，是用于调脾健胃、消食化滞的良药。所以，山

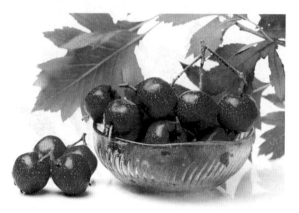

楂是良好的健胃消食之药，尤其是消化油腻肉积，如果过食肥腻之物，尤其是过节时大吃大喝，出现消化不良的情况时，可以食用几枚山楂或用山楂煎水服用，效果十分明显。

山楂除了健胃消食外，它还有没有其他的本事呢？当然有。它还能抗菌止痢、收敛止泻、活血化瘀、调经止痛等。

山楂的活血化瘀作用，历代医书上多有记载。名医张锡纯在《医学衷中参西录》上说，山楂"味至酸，微甘，性微温，皮赤肉红黄，故善入血分，为化瘀要药，能除疹癖癥瘕、女子月闭及产后淤血作痛"，同时，还指出："山楂，若以甘药佐之，化淤血而不伤新血，开郁气而不伤正气，其性和平也。"《本草纲目》上也记载，山楂能"化血块、气块，活血"。所以，山楂也是治疗妇科疾病常用的药食之一。像女性血瘀痛经、血瘀闭经、产后恶露不尽、子宫淤血作痛等，都可以通过服用山楂来治疗。血瘀体质，经常食用一些山楂，能化掉体内瘀血，使气血流通顺畅。

8. 罗布麻

罗布麻味甘、微苦，性凉。有小毒。归肝、心、肾经，可清热平肝，益心利水。

功效作用：

（1）延缓衰老、美容养颜：衰老与自由基反应有关，而罗布麻所含黄酮类化合物有很强的抗氧化作用，其所含的大量的维生素C也有很强的抗氧化作用，维生素E也能增强细胞的抗氧化作用。罗布麻茶还有益于人胚肺二倍体纤维母细胞发育成长，长期服用，安全无害。有明显的抗氧化作用，减少白内障形成，花草植物精华中的消脂成分加上茶中的肌醇、叶酸、泛酸和芳香类物质等多种化合物，能调节脂肪代谢，另外，茶叶中的黄酮有直接捕获氧自由基和羟自由基作用，同时又能增强免疫功能，有利于提高人体抗衰老能力。常饮茶能减少

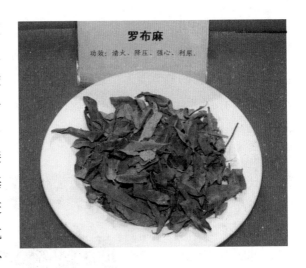

皮肤色斑沉着。凡此种种，均说明罗布麻具有延缓衰老的作用。

（2）双向调节和平衡血压：罗布麻茶含有芸香苷，类似于维生素P活性，能保持或恢复毛细血管的正常抵抗力，增强血管的柔韧性和弹性，能降低血清胆固醇，防止脂肪在血管壁中沉积。茶叶中的单宁酸能抑制血压升高，并对高血压患者的血压进行降低的作用。特别是罗布麻茶对蛋白质和脂肪有很好的分解作用。多酚和维生素C能降低胆固醇和血脂。

（3）促消化抗便秘：罗布麻茶叶含有大量氨基酸、有机酸等多种营养成分，可以促进胃酸的生物合成，刺激胃液分泌，因而具有消食化滞、健脾养胃、疏肝利气的作用。对于消化不良、胃炎、肠炎、慢性便秘等都有一定作用。茶叶中的氨基酸能刺激胃液分泌，增强食欲，促进胃的消化功能;茶叶含有维生素B族及芳香油，也有改善食欲、促进消化的功能。

（4）安神：罗布麻叶浸膏对戊巴比妥的镇静催眠作用有协同作用，罗布麻叶提出物中极性偏大的部分或极性偏小的部分中，均有镇静、安神、催眠作用的物质存在。

（5）改善心功能：罗布麻茶叶中含有的黄酮可以通过清除活性氧自由基起到抗心律失常、抗心肌缺血、缓解心绞痛和改善心功能的作用，并有助改善脑缺血，提高大脑供氧能力，从而对心脏、血管病及偏瘫、痴呆等

症有一定康复作用。

（6）清火平肝：罗布麻含有多种生物活性成分对免疫系统的多环节都具有不同程度的调节能力，起到保护肝脏的解毒作用，对体液免疫有明显的调节作用，还有一定的抗过敏、抗病毒作用，因而达到清火平肝的作用。

9. 甘草

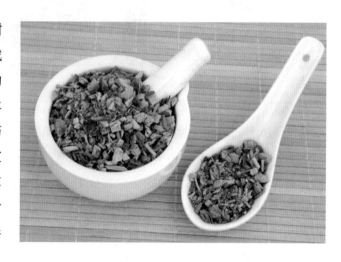

甘草，因味甘甜而得名。最初记载于我国两千多年前的第一部医书《神农本草经》中，被列为药中上品。南朝医学家陶弘景认为："此草最为众药之王，经方少有不用者，犹如香中有沉香也……是以能安和草石而解诸毒也。"可见，甘草自古备受青睐。李时珍在《本草纲目》中，将甘草列为草部之首，认为"诸药中甘草为君，治七十二种乳石毒，解一千二百草木毒，调和众药有功"。

由于甘草药性缓和，无论寒药、热药，无论补药、泻药，都能与它配合。甘草与石膏、知母等寒药配合，能缓和其寒，以防伤胃；与附子、生姜等热药配合，能缓和其热，以防伤津；与人参、熟地黄等滋补药配合，能缓和滋补之功，使补力持久；与大黄、芒硝等泻下药配合，能缓和泻下之力，使泻而不速；与半夏、干姜、黄连等热药、寒药一并配合，又能协调寒热，和谐诸药。因此，甘草也有"国老"之称。

当然，甘草除了调和百药的作用外，还有一个非常重要的作用——善解百药之毒。号称药王的孙思邈就曾经说过："有人中乌头巴豆毒，甘草入腹即定。方称大豆解百药毒，尝试之不效，乃加甘草为甘豆汤，其验甚速。"

10. 桑叶

桑叶名家桑、荆桑、桑葚树、黄桑等。桑叶经霜后采收的为佳，称霜桑叶或冬桑叶。桑叶用途较广，可以食用，也可以用来制作药物，我国很多地方都有，具有降血压、血脂、抗炎等作用。除了药理作用和美容作用之外，桑叶还能作为不错的食品食用，用以泡茶更有利于身体健康。

桑叶性凉；味苦、甘；归肺、肝经。其主要功效有：

（1）疏散风热：桑叶具有很好的疏散风热的作用，并且对于肺部燥热也有很好的治疗效果。如果身体出现了头痛、咳嗽以及风热感冒的情况，可以将桑叶和金银花、菊花或者是薄荷以及桔梗等等一起配合泡水服用。桑叶同时还具有清除肝火的作用，对于由肝火上炎所引起的双目红肿情况治疗效果非常的不错，可以将桑叶和菊花、车前子以及决明子等配合服用。

（2）解痉作用：如果身体出现了四肢或者是身体痉挛的情况，可以将桑叶泡水喝或者是煎煮之后服用药液，具有很好的解痉作用，缓解身体的不适情况。

（3）消炎作用：现代医学研究发现，桑叶中含有的某些物质具有很好的消炎作用。所以说，如果身体出现了发炎的情况或者是想要预防发炎，可以根据情况服用适量的桑叶，能够很好的避免以及治疗发炎。

（4）抗病原微生物：科学家通过实验发现，桑叶水在体外测试对于各种细菌以及病原微生物具有一定的抑制作用，例如金黄色葡萄球菌、白喉杆菌以及大肠杆菌等等，除此之外还具有灭杀钩端螺旋体的效果。

（5）降低血压的作用：研究发现，桑叶中的一些物质具有降低血压的作用，例如芸香苷、槲皮苷以及槲皮素等，这些都具有增加心脏的收缩力以及输出量的效果，同时对于心率还有降低的作用。另外，还具有扩张冠状血管以及改善心悸循环的作用，从而起到降低血压的效果，促进身体健康。

（6）降血糖的作用：桑叶中所含有的蜕皮甾酮进入身体之后具有降低血糖的作用，并且还能够有效的促进身体多余的葡萄糖转化成为糖原，但是对于正常所需要的血糖却不会造成影响。不仅仅不会危害身体健康，反而对于一些血糖过高的疾病有着很好的抑制以及治疗的作用。

（7）美容养颜：我们的身体出现痤疮或者是粉刺的主要原因就是体内内分泌改变，这个时候雄性激素比雌性激素分泌相对来说增加了，这主要就是由于日常饮食以及生活习惯不科学所导致的，长期如此体内就会积热生湿的情况。桑叶具有很好的清热解毒的作用，可以将桑叶泡水喝或者是放入锅中加水煎煮服用，大约15天，皮肤痤疮的问题就能够得到很好的解决。另外，如果脸部出现了痤疮或者是褐色的斑点，经常服用桑叶也能够白皙皮肤，增加皮肤弹性。

（8）治疗便秘：桑叶中含有多种矿物质，这些都是身体所需要的营养物质，进入身体之后具有润肠通便的作用，非常适合便秘的患者服用。除了能够治疗便秘之外，将桑叶泡水喝还能够很好的排出身体废弃物以及毒素，起到排毒的作用。

11. 大黄

大黄是我国的四大中药之一，又名火参、金木、破门、锦

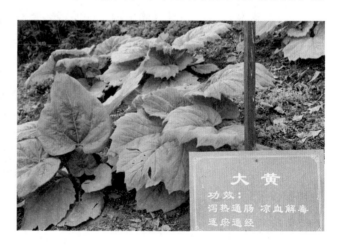

纹等。在我国传统医学中应用已久，始载于我国现存最早的药学专著《神农本草经》，因其色黄，故名。大黄性味苦寒，药性峻烈，素有"将军"之称。《本草纲目》中记载大黄有"荡涤肠胃，推陈出新，利水谷，调中化食，安和五脏之功"。现代药理研究，大黄能促进肠蠕动，抑制肠内水分吸收，促进排便，促进胆汁分泌，促进胰液分泌，抗肝损伤，抗胃十二指肠溃疡，抗真菌、抗病毒，抗炎，止血，降血脂，抗肿瘤，利尿，降低血中尿素氮和肌酐等。

12. 黄柏

黄柏又名黄皮、黄檗、川黄柏、关黄柏、黄菠萝，主产于辽宁、吉林、河北等地。黄柏性寒、味苦，归肾、膀胱经，具有清热燥湿、泻火解毒、除骨蒸的作用。

功效作用：

（1）燥湿：黄柏苦

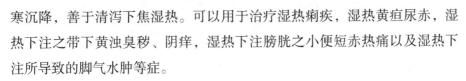

寒沉降，善于清泻下焦湿热。可以用于治疗湿热痢疾，湿热黄疸尿赤，湿热下注之带下黄浊臭秽、阴痒，湿热下注膀胱之小便短赤热痛以及湿热下注所导致的脚气水肿等症。

（2）清退虚热、除骨蒸：黄柏善于清泻肾脏虚火，具有清退骨蒸之效。可用于治疗阴虚火旺，骨蒸潮热、遗精盗汗等症。

（3）泻火解毒：黄柏既能清热燥湿，又能泻火解毒。可以用来治疗疮疡肿毒，黄柏外用还可以用来治疗皮肤湿疹瘙痒不适等症。

（4）抗菌：黄柏有广谱的抗菌作用，对各型痢疾杆菌的抑制作用尤强。在黄连解毒汤中黄连、黄柏的抗菌活性有协同作用。对结核杆菌、钩端螺旋体有较强的抑制和杀灭作用。对多种真菌、滴虫有显著的抑制作用。黄柏还有抗流感病毒的作用，对乙肝表面抗原有明显的选择性抑制作用。其机制与其对细菌呼吸和RNA合成的强烈抑制有关，还能明显减少金葡菌毒素的生成并促进白细胞对细菌的吞噬。

（5）降压：黄柏有显著的降压效果。其所含的多种生物碱如小檗碱、黄柏碱、巴马亭、药根碱、木兰花碱均有降压作用。其降压机制与阻断神经节、抑制血管中枢、抗交感神经介质有关。

（6）保肝利胆：黄柏这种所含有的柴胡皂有降脂、利胆的作用，能促进胆汁和胰液分泌，促进胆红素排出。黄柏碱对慢性肝炎有一定作用。

13. 益母草

益母草，又名茺蔚，坤草，有利尿消肿、收缩子宫的作用，是历代医家用来治疗妇科病的要药。由于它含有硒和锰等微量元素，可抗氧化、防衰老、抗疲劳及抑制癌细胞增生，因此，有养颜功效。

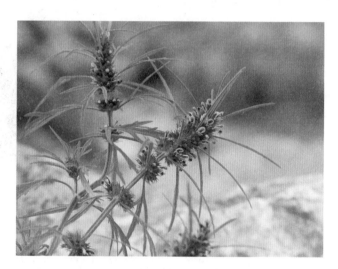

益母草含有微毒性，在动物身上实验有过致动物死亡的结果。益母草虽然在产后对缩宫效果很好，但是也有着会让孕妇流产的潜在危险，传有实验者拿家兔做实验，而益母草确实是会造成家兔流产，所以不建议孕妇食用益母草。

功效作用：

（1）对子宫的作用：益母草煎剂、酒精浸膏及所含益母草碱等对兔、猫、犬、豚鼠等多种动物的子宫均呈兴奋作用。

（2）改善冠脉循环和保护心脏：益母草可促进由异丙肾上腺素造成的

局部血流微循环障碍的快速恢复。

（3）对心血管的作用：益母草能够增加冠脉流量、强心和心肌营养血流量的作用。食用小剂量的益母草，能够有着增强收缩的作用。用大剂量的时候，会呈现抑制现象。

（4）对呼吸中枢的作用：益母草有直接兴奋作用。

（5）对肾脏的作用：益母草具有治疗犬肾功能衰竭的作用。

（6）对肠平滑肌的作用：小量益母草碱能使兔离体肠管紧张性弛缓，振幅扩大，多量则振幅变小，而频率增加。

禁忌：

①不宜与肾上腺素同用。益母草具有降压作用，能降低甚至逆转肾上腺素的作用。

②不宜与异丙肾上腺素同用。益母草增加冠脉流量，减慢心率，可以拮抗 β–受体兴奋剂异丙肾上腺素的心脏兴奋作用。

③不宜与阿托品同用。减弱益母草的降压作用。

14. 玫瑰

世界上的许多花卉大多有香无色或有色无香，然而玫瑰既明艳动人又清香沁脾，是一种观赏价值极高的植物。玫瑰花并非中看不中用之物，它除了用于观赏外，还是一种很好的药食同源的食物。茶叶店中常有干玫瑰花出售，许多人由于不了解它的作用往往会将其忽视。其实，玫瑰花的功效特别多，绝对超乎你的想象。

玫瑰花的药用历史已有两千多年，它主要作用于人体的肝脏和脾脏，《本草再新》认为玫瑰花，"舒肝胆之郁气，健脾降火。"《食物本草》言其，"主利肺脾、益肝胆，食之芳香甘美，令人神爽。"中医上说，玫瑰花药性温和，有疏肝解郁、理气止痛、活血化瘀、健脾养胃、提神醒脑等诸多作用。

玫瑰花的健脾和胃作用并非中国人认可，它同样得到了日本人的认同。在日本，如果有人出现胃部不适的症状，总是会泡上一杯暖暖的玫瑰花茶。

此外，玫瑰花的理气解郁、活血化瘀的作用也十分好，对于压力繁重、工作劳累的现代女性来说，玫瑰花茶实在是非常适合的下午茶，它不仅能舒缓压力、改善不良情绪，还能润肤养颜、延缓衰老。如果月经期间喝上一杯玫瑰花茶，痛经症状也能得到有效缓解。

15. 艾叶

艾叶苦燥辛散，能理气血、温经脉、逐寒湿、止冷痛，为妇科要药。艾叶历来就在我国民间广泛利用，既能够食用，又能够药用。同时民间还认为艾叶能够驱毒避邪，每年的端午节，人们总是将艾置于家中以"避邪"。

功效作用：

（1）祛寒温经：现代人由于缺少运动，所以普遍都有寒气、湿气过重的情况，艾叶则能够很好的治疗这种情况。艾叶能够疏通我们的十二经络，调理身体中的阴阳平衡。体内的经络疏通了，气血循环自然就变得顺畅起来，进而祛除体内的寒气。故每晚用艾叶泡脚，能够有效的促进体内的血液循环，令体内的湿寒之气排出体外。

（2）增强抵抗力：艾叶的化学成分方面发现其除了含有主要成分挥发油外，还含有鞣质、黄酮、醇、多糖、微量元素及其他有机成分等，这些元素能有效调解人体内需求。而在药理研究方面发现艾叶有抗菌、抗病毒、平喘、镇

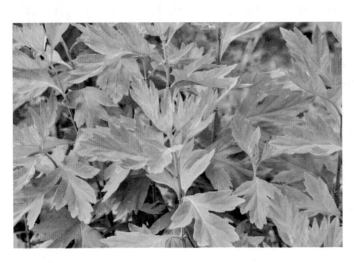

咳、祛痰、抗过敏、止血和抗凝血、增强免疫功能等作用。

（3）抗菌抗病毒：艾叶预防瘟疫已有几千年的历史。中草药可以因地制宜，艾叶是一种广谱抗菌抗病毒药物，它对好多病毒和细菌都有抑制和杀伤效果，对呼吸系统疾病有一定的防治作用。艾叶烟熏防疫法是一种简便易行的防疫法。

（4）艾灸百病：艾叶条可以宣理气血，除湿开郁，暖子宫，生肌安胎，能通十二经气血，温中逐冷，利阴气，杀蛔虫，灸百病，能回垂绝之元阳。艾用于灸法，艾火的温热刺激能直达深部，经久不消，使人发生畅快之感。艾叶条灸的方法：①将生姜切成薄片，上锅蒸热、蒸软后待用；②夏季用6～8根清艾条（冬天用8～10根），用夹子夹住艾条，或用胶带将艾条捆成一排，点燃；③将蒸好的姜片贴在后背上，点燃成排艾条，保持离姜片半寸到一寸的距离，上下慢慢移动，通常熏20～30分钟；④在小腹及肚脐的周围都贴上姜片，上下熏20～40分钟；⑤在双小腿的外侧、内侧，从脚踝至膝部上下来回各熏10～20下；⑥在双手臂外侧，外关穴的上下来回熏10～20下。一般经过1小时左右的全身艾熏后，会感到全身温暖、舒适、放松，脸上及手上因寒湿重、经络淤堵造成的暗灰色就会有所减退，脸色会变得明快有光泽。

16. 芒硝

芒硝性寒，味咸、苦。归胃经、大肠经。可泻热通便，润燥软坚，清火消肿。

功效作用：

（1）清热除湿，破血通经，消肿疗疮：可以治实

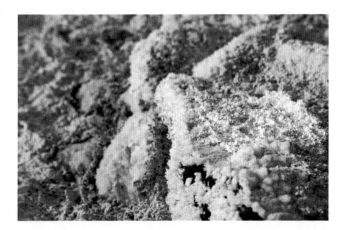

热积滞，腹胀便秘，停痰积聚，目赤障翳，丹毒，痈肿。

（2）泻下作用：芒消系含有杂质的硫酸钠，玄明粉则系纯粹的硫酸钠，内服后其硫酸离子不易被肠黏膜吸收，存留肠内成为高渗溶液，使肠内水分增加，引起机械刺激，促进肠蠕动。盐类对肠黏膜也有化学刺激作用，但并不损害肠黏膜。过浓的溶液到达十二指肠时，会引起幽门痉挛，从而延迟全部药物从胃中排空，同时会将组织中的水分吸入肠管，故服时应饮大量的水以稀释之。服后4～6小时发生下泻作用，排出流体粪便。如用以治疗组织水肿，需少饮水。

（3）消肿止痛：感染性创伤用10%～25%硫酸钠溶液外敷，可以加快淋巴生成，有消肿和止痛的作用。

17. 冰片

冰片，又名梅花冰片、冰片脑、梅冰等，是由菊科艾纳香茎叶或樟科植物龙脑樟枝叶经水蒸汽蒸馏并重结晶而得，亦有用松节油经一系列化学方法工艺而得。冰片是临床常用的中药，有醒脑开窍、清

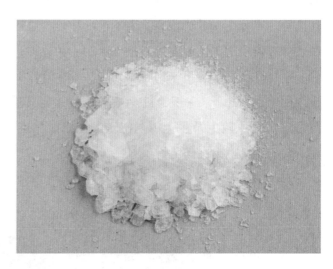

热止痛、防腐生肌的功效。可用于闭证神昏，用于目赤肿痛，喉痹口疮，用于疮疡肿痛，溃后不敛等。

功效作用：

（1）促进药物吸收作用：①促进透皮吸收作用。龙脑是一种有效的透皮促进剂，可促进外用皮质激素、双氯灭痛等药的透皮吸收；②促进药物透过眼角膜，提高眼部用药的生物利用度；③促进药物透过鼻黏膜，提高

药物经鼻腔吸收入脑的速度，增加了脑组织药物的吸收量，是治疗缺血性脑血管机能不全急性期的一种速效途径。

（2）对抗循环系统缺血与损伤：冰片有利于冠状动脉痉挛的防治，并可减轻缺血引起的心肌损伤。实验发现：单味冰片对急性心肌梗死的麻醉犬产生与冠心苏合丸类似的作用，能使冠状窦血流量回升，减慢心率，降低心肌氧耗量。

（3）对中枢神经系统有双向调节和保护作用：冰片对中枢神经兴奋性有双向调节作用，既能镇静安神，又有醒脑作用。冰片对大脑还有保护作用，利于脑水肿恢复，保护脑缺血后继发损伤，改善受损觉醒能力。此外，冰片还有促进神经胶质细胞分裂作用。

（4）抗菌、抗炎、镇痛：天然冰片能明显抑制醋酸引起的小鼠腹腔毛细血管通透性增高，具有抗炎作用；能明显延长热刺激引起小鼠痛反应时间及痛反应，具有镇痛作用；体外直接抗病毒试验显示具有抑制流感病毒的作用。

（5）促进创伤愈合：冰片能增加肉芽组织结构和表皮细胞再生，修复皮肤附属器官而具有较强的创伤愈合作用。

18. 麝香

麝香为雄麝的肚脐和生殖器之间的腺囊的分泌物，干燥后呈颗粒状或块状，有特殊的香气，有苦味，可以制成香料，也可以入药，《神农本草经》将之列为

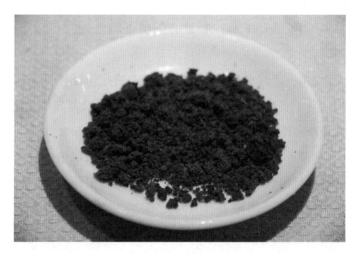

上品。现用人工制品。

麝香性温、无毒、味苦。入心、脾、肝经，有开窍、辟秽、通络、散瘀之功能。主治中风、痰厥、惊痫、中恶烦闷、心腹暴痛、跌打损伤、痈疽肿毒。麝香的香味浓郁，经久不散，对人的心理和生理系统有极其显著的影响，在香料工业和医药工业中都有十分重要的价值。

功效作用：

（1）对中枢的作用：麝香有兴奋中枢神经和苏醒作用，可兴奋呼吸，加速心搏，升高血压；能使大多数心脏心缩增强，表现有强心作用。麝香对中枢神经系统的作用为小量兴奋，大量抑制。近代临床报导用人工麝香片口服或用人工麝香气雾剂治疗心绞痛，均取得良好效果。

（2）抗菌、抗炎作用：麝香酊的稀释液，在试管内能抑制大肠杆菌及金黄色葡萄球菌。对由分枝杆菌抗原注射液引起的大鼠关节炎，其消炎作用强于布他酮。

（3）抑制血管通透性作用：麝香能够抑制血管通透性，对心血管系统有着一定的保健作用。麝香对血栓引起的缺血性心脏障碍有预防和治疗的作用。

（4）消肿：麝香对疮疡肿毒、咽喉肿痛有良好的活血散结，消肿止痛作用，内服，外用均有良效。

（5）催产下胎：麝香有催生下胎之效。可用于难产、死胎、胞衣不下。

（6）开窍醒神：麝香可以用来治疗闭证神昏，因麝香以辛香走窜为用，对于各种原因所导致的闭证神昏都有效，如治疗热闭神昏的安宫牛黄丸和寒闭神昏的苏和香丸都使用了中药麝香。

（7）活血止痛：麝香可以用来治疗淤血诸痛，如血淤经闭、心腹暴痛、跌打损伤等症。治疗血瘀之症，常与中药丹参、桃仁、红花、川芎等药同用。另外因麝香有活血止痛之功效还可以用来治疗疮疡肿毒、咽喉肿痛、风湿痹症等。治疗疮疡肿痛常与中药雄黄、乳香、没药同用，如醒消丸。

19. 威灵仙

威灵仙，又称百条根，老虎须；味辛、咸，性温，具有祛风湿、通经络的功效，能治疗风湿痹痛、腰膝冷痛、扁桃体炎等病症。

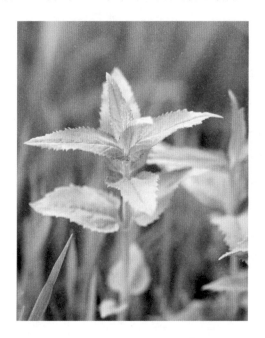